Dr. med. Rainer Limpinsel

Diabetes verstehen und selbst heilen

Diabetes: Das Buch

Einfach erklärt, wissenschaftlich fundiert,
mit 7-Wochen-Plan für die direkte Umsetzung

FID Gesundheit

IMPRESSUM

1. Auflage 2013
Redaktion: Dr. med. Rainer Limpinsel (v.i.S.d.P.)
Herausgeber/in: Daniela Birkelbach, Bonn
Projektmanagement: Sabine Junck, Düsseldorf
Layout und Satz: Kösel Media GmbH, Krugzell
Fotos: Fotolia
Abbildungsnachweis: Kösel, Krugzell
Druck: Bo - Tisk, d.o.o., Ljubljana
Printed in Slowenien
ISBN: 978-3-95443-032-1

Haftungsausschluss:
Alle Beiträge wurden mit Sorgfalt recherchiert und überprüft. Dennoch erfolgen alle Angaben ohne Gewähr. Weder die Redaktion noch der Verlag können für die in diesem Buch gemachten Angaben eine Haftung übernehmen. Die hier veröffentlichten Gesundheitsinformationen und Tipps können eine ärztliche Beratung und Betreuung nicht ersetzen. Die Beiträge enthalten keine individuellen Therapieratschläge. Für die Behandlung von Beschwerden und Erkrankungen sollten Sie auf jeden Fall ärztlichen Rat einholen.

Ihre Meinung ist uns wichtig!
Haben Sie Fragen oder Anregungen zu diesem Buch? Dann schreiben Sie uns:
FID Gesundheit, Leserservice
Koblenzer Straße 99, 53177 Bonn
info@fid-gesundheitswissen.de

INHALTSVERZEICHNIS

HINWEIS

Dieses Buch handelt ausschließlich von der Zivilisationskrankheit Diabetes Typ II – dem sogenannten „Alterszucker". Wenn ich in diesem Buch von Diabetes schreibe, ist immer Diabetes Typ II gemeint. Alle anderen Formen von Diabetes wie Diabetes Typ I, MODY, LADA, Schwangerschaftsdiabetes etc. werden von mir nicht angesprochen.

Wenn Sie die Vorschläge zur natürlichen Behandlung Ihres Diabetes umsetzen wollen, müssen Sie vorab mit Ihrem Arzt sprechen. Es besteht sonst die Gefahr einer lebensbedrohlichen Unterzuckerung, wenn Sie Ihre Medikamente gegen Diabetes in gewohnter Weise einnehmen und zusätzlich Ihren Lebensstil ändern möchten. Wenn Sie ohne Medikamente leben und einen beginnenden Diabetes heilen oder lediglich Gewicht verlieren wollen, besteht keine Lebensgefahr durch Unterzuckerung. Trotzdem sollten Sie Ihren Arzt aufsuchen und sich vorab gründlich durchchecken lassen.

Ich als Autor und der FID Verlag lehnen sämtliche Haftungsansprüche ab. Ein Buch kann niemals die persönliche Beziehung von Arzt und Patient ersetzen. Dieses Buch soll Ihnen neue Erkenntnisse bringen, Sie unterhalten und Ihnen einen Weg zeigen, Ihren Diabetes auf natürlichem Weg zu heilen.

VORWORT

Stellen Sie sich bitte folgende Situation vor: Sie sind Kandidat in Günther Jauchs Sendung „Wer wird Millionär?“ und haben es bis zur Millionenfrage geschafft. Alle Ihre Joker sind verbraucht, und es kommt die letzte Frage, von deren Thema Sie überhaupt keine Ahnung haben:

Welcher Stoff hat mit Diabetes zu tun?

- A: **Wasser**
- B: **Luft**
- C: **Holz**
- D: **Zucker**

Was würden Sie antworten?

Ich nehme an, Sie hätten auf die Antwort „D: Zucker“ getippt. Dass die Zuckerkrankheit Diabetes irgendetwas mit Zucker zu tun hat, ist Ihnen sofort instinktiv klar. D ist die richtige Antwort. Ihr Bauchgefühl hat Sie nicht getäuscht. Das ist doch eine prima Grundlage für Sie, wenn Sie Ihren Diabetes verstehen möchten.

Mein Name ist Dr. med. Rainer Limpinsel, ich bin Arzt. Im Alter von 40 Jahren wurde bei mir ein schwerer Diabetes Typ II diagnostiziert. Mein HbA1c (Glykohämoglobin) lag bei einem Wert von 14 Prozent. HbA1c ist ein Maß für den mittleren Blutzuckerwert und wird auch als Langzeit-Blutzucker oder Blutzuckergedächtnis bezeichnet. Normalerweise beträgt der HbA1c-Wert unter 6 Prozent. Ein Jahr lang habe ich Insulin gespritzt. Dann beschloss ich, meinen Diabetes ohne Medikamente in den Griff zu bekommen: Ich habe meine Ernährung geändert und treibe Sport.

Heute lebe ich ohne jede Medikation mit einem HbA1c-Wert von 6 Prozent. Ich halte keine Diät, ich lebe ein genussvolles Leben. Ich esse Fleisch und trinke Alkohol. Ich leide keinen Hunger und esse mich stets satt.

In diesem Buch finden Sie Informationen über die Ursachen von Diabetes. Sie erfahren alles, was Sie als Diabetiker über Ihre Krankheit selbst, über ein Leben mit Diabetes und über den Kampf gegen Diabetes wissen sollten.

Hieraus ergibt sich eine Dreiteilung des Buches: Der erste Teil hilft Ihnen, die Krankheit Diabetes zu verstehen. In Teil zwei erfahren Sie, welche Methoden es zur Heilung von Diabetes gibt, und Teil drei zeigt Ihnen, wie Sie selbst aktiv und natürlich Ihren Diabetes heilen können.

Doch damit nicht genug: Zum ersten Mal im Buchhandel überhaupt finden Sie mit **Diabetes verstehen und selbst heilen** ein Werk, das in einer strikt dreigeteilten Sprache geschrieben ist. Ich habe jeden Abschnitt in drei „Schwierigkeitsstufen“ verfasst:

1. Stufe: sehr einfache Sprache, sodass Sie zum Beispiel Ihren Kindern erklären können, worum es geht.

2. Stufe: Hauptteil, hier richte ich mich mit einer präzisen bildlichen Sprache ohne unverständliche Fremdwörter an den Großteil der Leserinnen und Leser. Mit dem Verständnis aus diesen Texten können Sie unter anderem ein besseres Gespräch mit Ihrem Arzt führen.

3. Stufe: wissenschaftlich formulierter Teil. Diejenigen unter Ihnen, die sich schon lange mit dem Thema Diabetes beschäftigen, werden hier neue Informationen bekommen. Bei noch offenen Fragen können Sie diese Informationen getrost Ihrem Arzt vorlegen.

Anders ausgedrückt: Dieses einzigartige Buch sind drei Bücher in einem. Ich wünsche Ihnen viel Spaß bei der Lektüre.

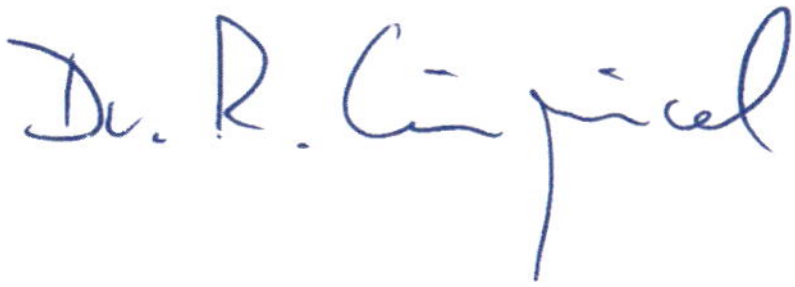

Das sagt der HbA1c-Wert aus

HbA1c wird umgangssprachlich als Blutzuckergedächtnis bezeichnet. Je kleiner der Wert ist, desto tiefer war Ihr Blutzucker in den letzten acht Wochen vor der Messung. HbA1c wird in Prozent angegeben und gibt den Anteil der mit Zucker beladenen roten Blutkörperchen wieder. Der HbA1c-Wert liegt bei Gesunden zwischen 4 und 6 Prozent.

HbA1c	mittlerer Blutzucker in den letzten acht Wochen
4,7 %	70 mg/dl
5,3 %	90 mg/dl
6,5 %	130 mg/dl
7,4 %	160 mg/dl
8,6 %	200 mg/dl
9,8 %	240 mg/dl
11,6 %	300 mg/dl

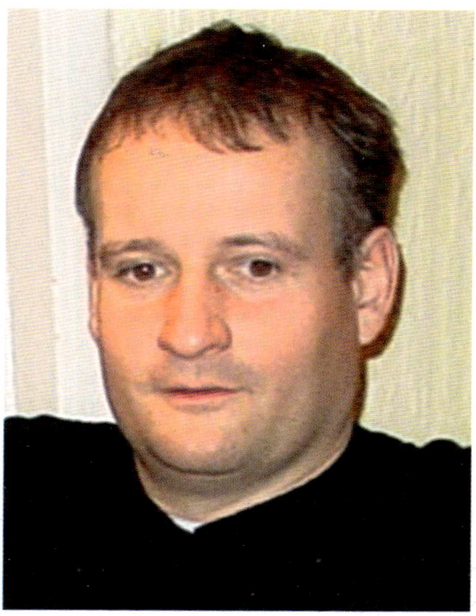

Diabetes besiegen bedeutet nicht ...

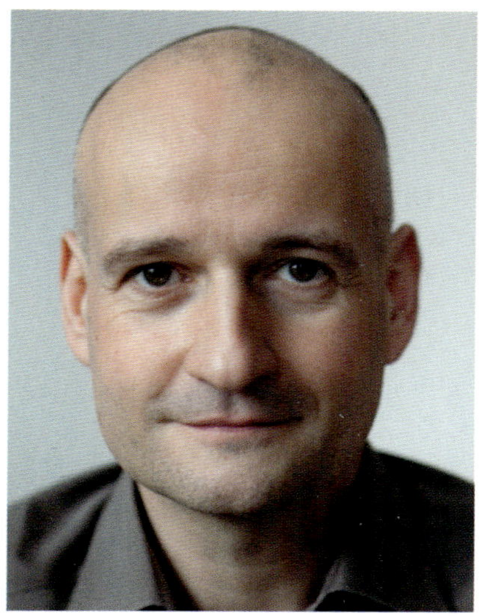

... Haarausfall zu besiegen.

I. DIABETES VERSTEHEN

Was ist Diabetes?

„Diabetes“ bedeutet lediglich, dass Ihr Blutzuckerspiegel erhöht ist. Das ist der Wert, den die Blutzuckermessgeräte anzeigen.

Wenn Sie umgangssprachlich von „Zucker" sprechen, meinen Sie „Haushaltszucker" – also die weißen Körnchen im Zuckerstreuer, die Sie sich in den Kaffee schütten. „Kohlenhydrate" ist der Oberbegriff für alle Zuckerarten, die in der Nahrung stecken. „Haushaltszucker" ist somit immer ein Kohlenhydrat, aber nicht umgekehrt. Kohlenhydrate haben nichts mit Kohle zu tun, sie sind nicht schwarz. Kohlenhydrate stecken von Natur aus in vielen Lebensmitteln. Die klassischen Sättigungsbeilagen (Kartoffeln, Nudeln, Brot, Reis, Pommes) sind voller Kohlenhydrate. Die Leber in unserem Körper stellt wiederum aus allen Nahrungs-Kohlenhydraten eine Zuckerart her, die „Glykose" genannt wird. Es klingt etwas komisch, aber aus dem Zucker in der Nahrung (Kohlenhydrate) stellt die Leber Zucker (Glykose) her.

Diabetes tut nicht weh. Sie können Diabetes nicht schmecken, riechen oder fühlen. Nur eine Blutuntersuchung beim Hausarzt kann definitiv Auskunft geben, ob Sie an Diabetes leiden. Deshalb sollten Sie auch als Gesunder alle zwei Jahre eine Blutuntersuchung beim Arzt durchführen lassen.

Der Blutzuckerspiegel eines Gesunden beträgt 100 mg/dl. Wenn dieser Wert dauerhaft deutlich überschritten ist, haben Sie Diabetes. Ich möchte Ihnen zeigen, wie wenig Zucker es benötigt, um den Normalwert von 100 mg/dl zu erreichen. Im Körper eines 75 Kilogramm schweren Menschen kreisen etwa 5 Liter Blut. Dieses Blut besteht ungefähr zur Hälfte aus Blutzellen und zur anderen Hälfte aus Blutflüssigkeit. Der Blutzuckerwert bezieht sich nur auf die Blutflüssigkeit, die etwa 2,5 Liter ausmacht. Es handelt sich um einen einfachen mathematischen Dreisatz: In einem Deziliter schwimmen 100 Milligramm Zucker: Wie viel Zucker schwimmt in 2,5 Litern? Die Lösung lautet: 2,5 Gramm.

2,5 Gramm Zucker sind kein ganzes Stück Würfelzucker. Im Blut eines 75 Kilogramm schweren Menschen darf also weniger als ein Stück Würfelzucker aufgelöst sein, dann ist der gesunde Blutzuckerwert von 100 mg/dl bereits erreicht. Stellen Sie sich vor, dass Sie in 5 Liter Mineralwasser einen halben Teelöffel Zucker auflösen. Dieses Mineralwasser schmeckt dann keineswegs „süß". Dennoch ist genau diese Menge an Zucker aufgelöst im Blut für uns Menschen gesund. Im Umkehrschluss bedeutet diese Erkenntnis, dass unser Körper mit den Unmengen an Zucker, die wir heutzutage ständig aufnehmen, nicht klarkommen kann. Essen Sie drei Stücke Kuchen und trinken eine Flasche Limonade, brauchen Sie nicht viel Fantasie, um sich vorzustellen, dass das mehr als genug Zucker für einen Menschen darstellt. Die Kunst besteht darin, wenige und die richtigen Kohlenhydrate zu sich zu nehmen, damit es dem Körper leicht fällt, den Zielwert von 100 mg/dl zu halten. Ganz ohne Kohlenhydrate zu leben, ist nicht empfehlenswert.

Warum Diabetes häufig vorkommt

Heutzutage erkranken so viele Menschen an Diabetes, weil wir zu viel essen und uns zu wenig bewegen. Die genetische Veranlagung für Diabetes tragen viele Menschen in sich. In Zeiten von Nahrungsmittelknappheit waren und sind Diabetiker im Vorteil, da sie die besseren „Futterverwerter" sind.

Wir Menschen haben uns genetisch seit etwa 100.000 Jahren nicht mehr verändert. Wenn Sie einen Steinzeitmenschen mit einer „Zeitmaschine" in unsere Welt holen könnten, ihn rasieren und ihm einen Anzug anziehen würden, könnte dieser Steinzeitmensch Sie in Ihrer Bankfiliale am

Schalter bedienen, und Sie würden nicht bemerken, dass er aus der Steinzeit stammt. Ein Steinzeitmensch sah vor 100.000 Jahren aus wie Sie und ich. Die Natur hat den Körper des Menschen somit optimiert für die Zustände, wie sie vor etwa 100.000 Jahren herrschten. Ihnen ist sofort klar, dass die Natur uns auf magere Zeiten der Lebensmittelknappheit und nicht auf eine ständige Überversorgung mit Nahrung ausgelegt hat. Der Mensch besitzt einen tollen „Energiespar-Körper". Jede überschüssige Kalorie wird ausnahmslos in Körperfett gespeichert. Dass wir Menschen uns heutzutage nicht bewegen müssen und rund um die Uhr unbegrenzt Nahrung finden, hat die Natur vor 100.000 Jahren selbst nicht geahnt. Wir Menschen sind darauf programmiert, uns satt zu essen. Satt sind wir Menschen glücklich. Wenn Sie sich klug ernähren, bleiben Sie dünn und sind glücklich.

Die 3 Säulen Ihrer erfolgreichen Diabetes-Therapie

Wenn Sie Ihren Diabetes auf natürlichem Wege ohne Medikamente besiegen wollen, ist es ratsam, Ihren Lebensstil zu ändern. Sie müssen weg von den falschen Verlockungen der heutigen Zivilisation und Ihre Lebensweise in Details ändern. Keine Angst, Sie müssen nichts Übernatürliches leisten. Niemand erwartet, dass Sie Ihr Auto verkaufen und mit einer Fellschürze im Wald leben und Wildschweine jagen. Es ist die Summe der kleinen Veränderungen, die eine Gesundung herbeiführt. Ich gehe im Verlauf des Buches detailliert auf dieses Thema ein. Aufgrund meiner eigenen Lebensgeschichte liegt mir die Heilung Ihres Diabetes auf natürlichem Wege sehr am Herzen. Ich nenne Ihnen schon an dieser Stelle erstmals die drei Säulen einer natürlichen Diabetes-Therapie:

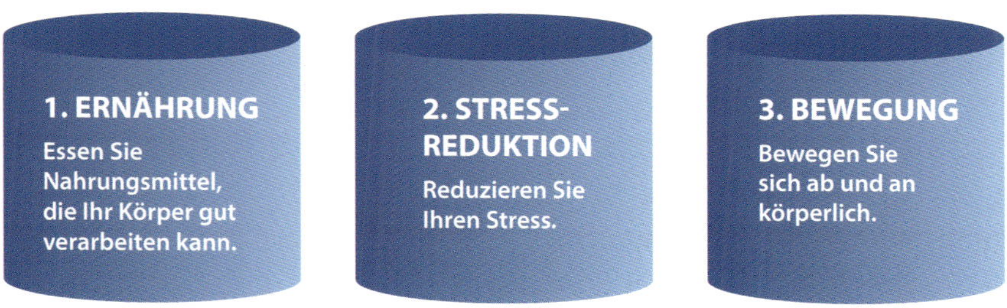

Diese drei Regeln entsprechen ganz grob einem Leben, wie es die Natur für uns Menschen vor Urzeiten vorgesehen hat. Deswegen können Sie Ihren Diabetes ohne Medikamente besiegen, wenn Sie diese drei Regeln strikt einhalten. Wenn Sie das nicht möchten, stehen heutzutage viele gute Medikamente bereit, die einem Diabetiker ein gleich langes und gleich gutes Leben ermöglichen wie einem gesunden Menschen.

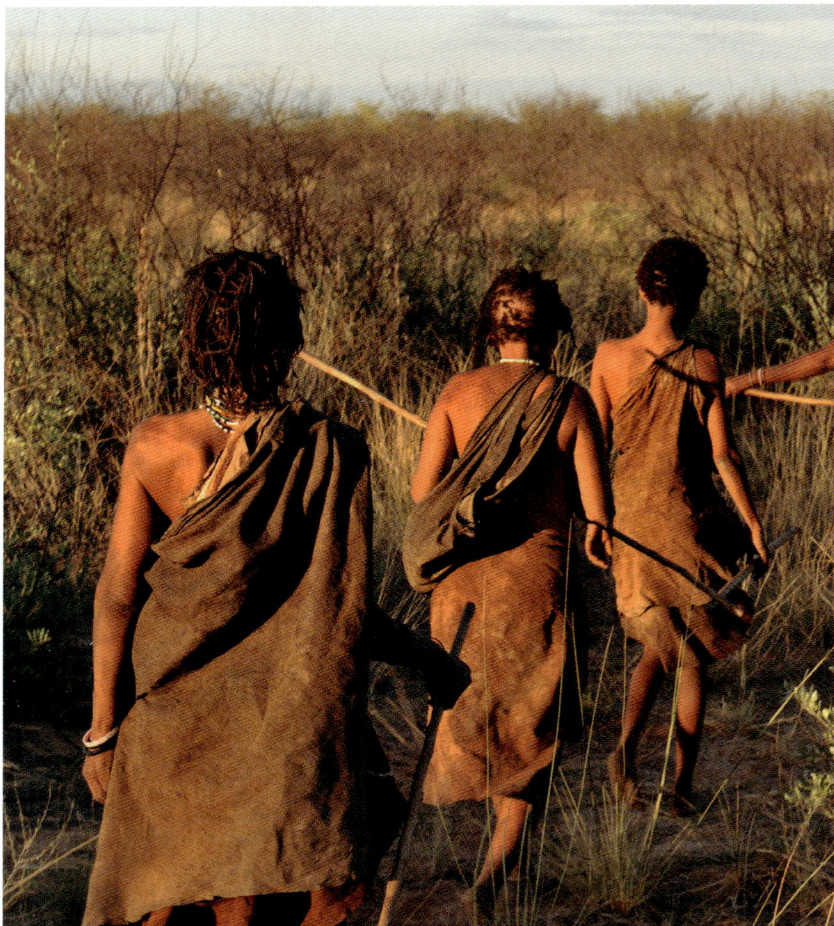

So war es von der Natur geplant …

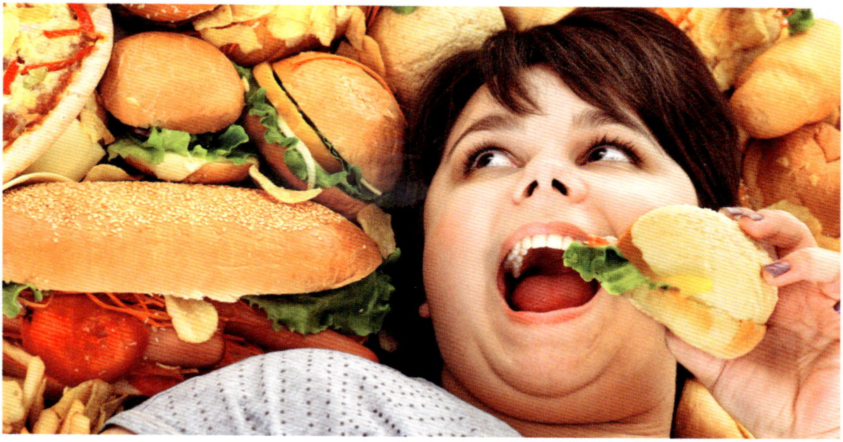

… und das haben wir daraus gemacht!

Diabetes wird heute als Manifestation einer weitaus breiteren Stoffwechselstörung verstanden, die schon Jahre vor Auftreten der Hyperglykämie besteht und eine zentrale pathologische Rolle nicht nur beim Diabetes, sondern auch beim Zustandekommen der kardiovaskulären Erkrankungen vom Schlaganfall bis zur koronaren Herzkrankheit spielt. Es gilt als gesichert, dass die Insulinresistenz von zentraler Bedeutung ist. Letztere ist ein Produkt jahrelang erhöhter Insulinspiegel, die sich wiederum aus Bewegungsmangel und Fehlernährung ergeben.[1] Das koordinierte Zusammenspiel von Insulin und seinem Antagonisten Glucagon sowie mit den Katecholaminen gewährleistet, dass der Intermediärstoffwechsel des Organismus rasch auf Änderungen der Nahrungszufuhr reagieren kann. Der Diabetes mellitus ist eine Stoffwechselerkrankung, die auf einem relativen oder absoluten Insulinmangel beruht. Ein relativer Insulinmangel liegt dann vor, wenn trotz normaler oder sogar leicht erhöhter Insulinkonzentrationen im Blut die metabolische Antwort des Organismus nicht ausreicht.[2] Das nennen Ärzte Diabetes Typ II.

Wie entsteht Diabetes?

Wenn Menschen die Veranlagung für Diabetes haben sowie jahrelang das Falsche essen und trinken, besteht die Gefahr, dass die Krankheit ausbricht.

In grauer Vorzeit waren die potenziellen Diabetiker ein Garant für das Überleben der Menschheit in Notzeiten. Diabetiker sind die besseren „Futterverwerter“. Ohne die Veranlagung zum Diabetes wäre die Menschheit eventuell schon ausgestorben. Doch was in Zeiten der Nahrungsmittelknappheit ein Vorteil ist, wendet sich bei einem ständigen Nahrungsmittelüberangebot ins Gegenteil. Ich möchte Ihnen zunächst den Regelkreis des Blutzuckers bei einem Gesunden skizzieren:

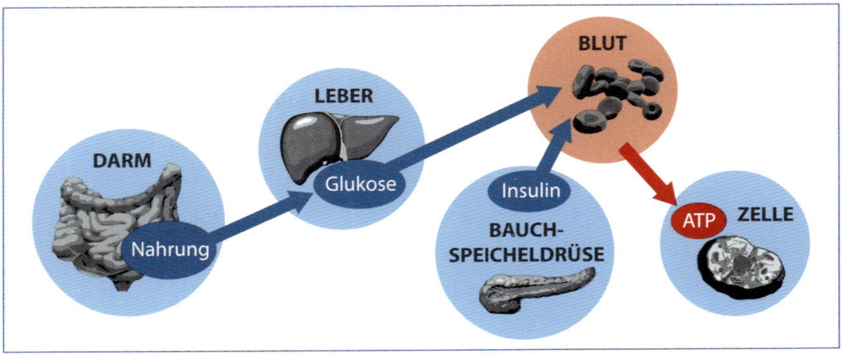

Normaler Stoffwechsel: **Nahrung wird über die Leber in Glukose umgewandelt und mithilfe von Insulin von der Zelle aufgenommen.**

Die mit der Nahrung aufgenommenen Kohlenhydrate (Brot, Reis, Nudeln, Limonade, Cola, Marmelade, Haushaltszucker, Kartoffeln, Mais, Kuchen, Chips, Eis, Schokolade, Pizza etc.) gelangen über den Darm in die Leber. Die Leber stellt als chemische Fabrik unseres Körpers aus diesen Kohlenhydraten Glykose (Zucker) her. Dieser Zucker wird von der Leber ins Blut abgegeben. Der Zucker schwimmt aufgelöst im Blut durch den Körper. Die Zellen benötigen diesen Zucker als Kraftstoff. Dazu muss der Zucker durch die Zellwand in das Innere der Körperzelle gelangen. Damit der Zucker aus dem Blut in die Zelle kommen kann, muss das Hormon Insulin ebenfalls im Blut schwimmen. Insulin wird in den Beta-Zellen der Bauchspeicheldrüse (Pankreas) gebildet.

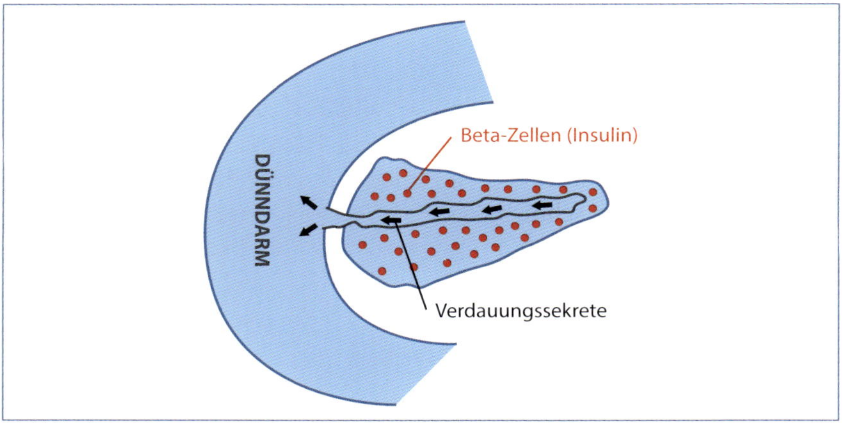

Bauchspeicheldrüse (Pankreas): Sie gibt Verdauungssekrete in den Darm ab (schwarze Pfeile). Die in der ganzen Bauchspeicheldrüse verteilten Beta-Zellen geben ihr Insulin direkt in das Blut ab.

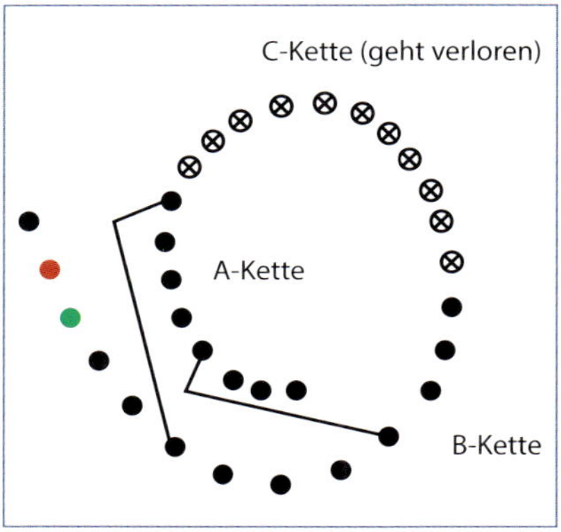

Vorstufe des Insulins: In der Bauchspeicheldrüse entsteht zunächst eine Vorstufe des Insulins (Proinsulin). Nachdem die C-Kette abgespalten wurde, gibt die Bauchspeicheldrüse das Insulin ins Blut ab.

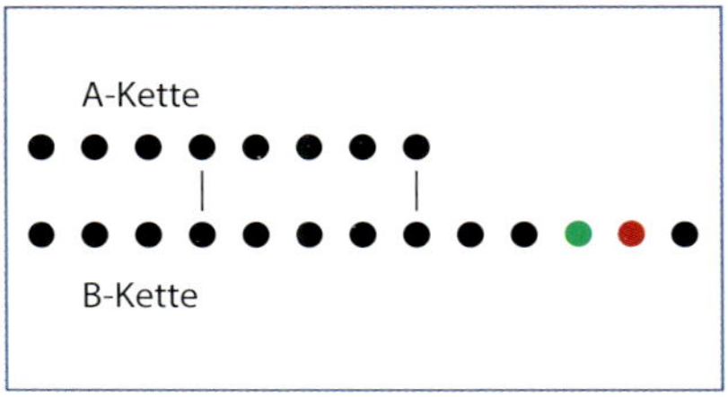

Fertiges Insulin: **Insulin besteht aus einer A-Kette und einer B-Kette, die durch zwei chemische Verbindungen aneinandergehalten werden.**

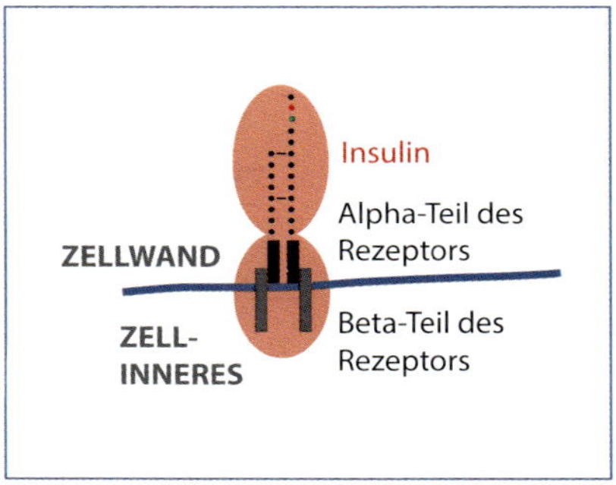

Insulin-Rezeptor: **Der Insulin-Rezeptor besteht aus einem Alpha-Teil, der aus der Zellwand ragt, und dem Beta-Teil, der ins Innere der Zelle reicht.**

Die etwa 15 cm lange Bauchspeicheldrüse gibt das Insulin direkt ins Blut ab. Insulin wirkt wie ein Schlüssel, der die Haustür zur Zelle aufschließt. In der Zelle angekommen, wird der Zucker von der Zelle noch einmal umgewandelt. In jeder Körperzelle stecken kleine Kraftwerke, die letzten Endes dafür sorgen, dass unser Körper lebt. Diese kleinen Kraftwerke stellen aus Zucker einen Stoff namens ATP (Adenosintriphosphat) her. So wie ein Automotor mit Benzin läuft, so „läuft“ unser Körper mit ATP. ATP muss in jeder Sekunde vorhanden sein. Ohne ATP bleibt zum Beispiel das Herz augenblicklich stehen. Wir Menschen stellen am Tag etwa 60 kg ATP her. Das ATP unterliegt einem ständigen Auf- und Abbau in der Zelle. Ich gehe so ausführlich auf die Bedeutung des ATP ein, weil dem ATP eine Schlüsselrolle in der Heilung Ihres Diabetes zukommt (siehe Seite 84). Kohlenhydrate in unserer Nahrung stellen die Hauptenergiequelle menschlichen Lebens dar. Sie als Diabetiker müssen darauf achten, die richtigen Kohlenhydrate zu essen.

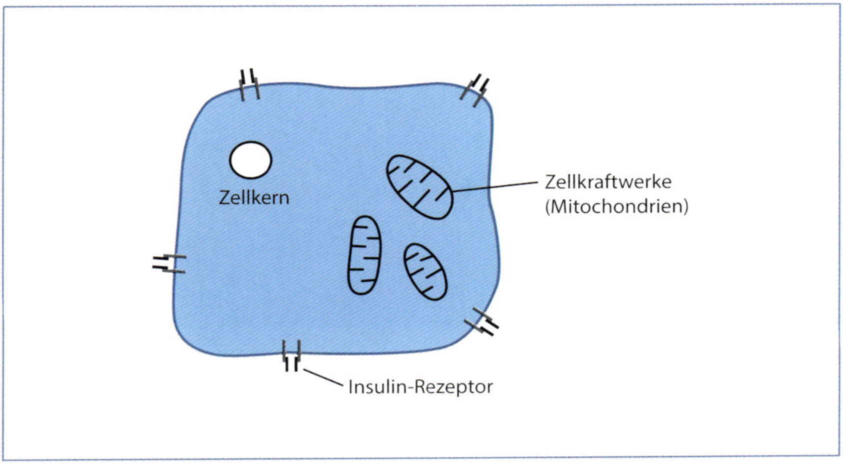

Körperzelle eines Menschen: In jeder Körperzelle sind winzige Kraftwerke namens Mitochondrien, die uns mit Energie versorgen. Jede Zelle hat abertausende Insulin-Rezeptoren.

Insulinresistenz ist für Ihren Diabetes verantwortlich

Bei einem Diabetiker sind alle gerade geschilderten Details des Regelkreises genau wie bei einem Gesunden vorhanden. Das heißt konkret: Die Bauchspeicheldrüse produziert Insulin, die Leber produziert Zucker, beides schwimmt im Blut, und die Zellen warten auf ihre Zuckerlieferung zur Energiegewinnung. Das Einzige, was nicht funktioniert: Das Insulin kann die Haustür zur Zelle nicht öffnen. Mediziner sprechen von einer Resistenz gegen Insulin. Ohne diese Resistenz gegen das eigene Insulin wären die Diabetiker gesund. Deswegen gilt es, diese Resistenz zu durchbrechen, wenn Sie Ihren Diabetes therapieren wollen.

Auch die Pharmaindustrie bezeichnet die Insulinresistenz als maßgeblichen Auslöser eines Diabetes. Auf der Homepage eines Weltmarktführers für Insulin finden Sie folgenden Eintrag: „Insulinresistenz: Eine grundlegende Stoffwechselabnormalität, die oft Ursache für den Typ 2 Diabetes ist: Die Körperzellen reagieren zu gering oder gar nicht mehr auf Insulin – sie sind resistent für Insulin."[3]

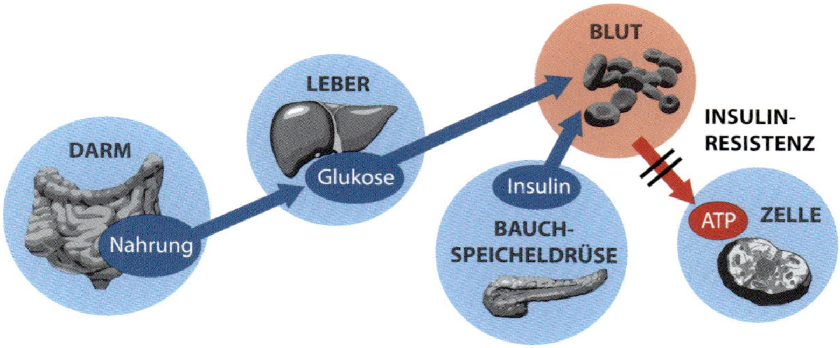

Stoffwechsel eines Diabetikers: Die Insulinresistenz des Diabetikers bewirkt, dass der Blutzucker steigt.

Warum Übergewicht zu Insulinresistenz führen kann

Fast alle Diabetiker sind bei Ausbruch der Krankheit übergewichtig. Ich möchte Ihnen erklären, warum das so ist.

Wenn Sie alle Beta-Zellen der Bauchspeicheldrüse in einem kleinen Organ versammeln könnten (was im Körper aber anders geregelt ist, da die Beta-Zellen kreuz und quer in der ganzen Bauchspeicheldrüse verteilt sind), wäre dieses Organ etwa so groß wie ein Kirschkern. Dieses kleine Organ muss nun das Insulin für einen ganzen Menschen herstellen. Für einen normalgewichtigen Menschen von 75 Kilogramm stellt das kein Problem dar. Wenn dieser Mensch allerdings zunimmt und 100 Kilogramm wiegt – also 25 Kilogramm Übergewicht hat –, gibt es einfach zu wenig Insulin für zu viel Mensch.

Doch als ob das nicht schon genug der Problematik wäre, ist es das Übergewicht an sich, das auf hormonellem Wege die Insulinresistenz hervorruft. Die Fettzellen selbst erzeugen einen Stoff, der verhindert, dass das Insulin wirken kann. Wie genau das funktioniert, darüber streitet die Wissenschaft noch. Lassen Sie es mich ganz profan, aber glasklar ausdrücken: Schwabbeliges Körperfett selbst löst Diabetes aus. Deswegen gilt als absoluter Grundsatz einer jeden Diabetes-Therapie die Gewichtsreduktion.

Medikamente dürften erst gegeben werden, wenn trotz Gewichtsverlust keine Besserung eingetreten wäre. Das weiß jeder Mediziner auf dieser Welt. Leider haben sich heutzutage Ärzte und Patienten damit abgefunden, dass die Diabetiker lebenslang Tabletten oder Insulin nehmen und kein Gewicht verlieren. Diabetes wird im Volksmund die „Zuckerkrankheit" genannt. Diabetes ist die meistverbreitete Zivilisationskrankheit unserer Zeit. Diese zwei Sätze haben wir alle schon oft gehört, wir alle haben sie bereits „dahergesagt".

Mit diesen zwei Sätzen ist der gesamte Sachverhalt dargelegt:

- Zucker macht den Diabetiker krank.
- Unsere Zivilisation macht den Diabetiker krank.

Endogene Faktoren, die einen Diabetes begünstigen, sind die ethnische Herkunft und das Vorliegen eines Diabetikers als Verwandten ersten Grades. Exogene Faktoren, die einen Diabetes begünstigen, sind mangelnde Bewegung, erhöhte Nahrungsaufnahme und Adipositas. Eine inadäquate Insulinsekretion und eine Insulinresistenz führen zu einem Anstieg der Blutglukose.[4]

Insulin bindet an die Alpha-Untereinheit des Insulinrezeptors und aktiviert die Autophosphorylierung der benachbarten Beta-Untereinheit der Körperzellen. Der aktivierte Insulinrezeptor stimuliert die Proteinsynthese und die Verlagerung von Glukose-Transporter-Protein-4 aus dem Golgi-Apparat in die Zellmembran. Das Glukose-Transporter-Protein-4 erleichtert die Aufnahme von Glukose in die Zelle.[5]

Folgeerkrankungen von Diabetes

Diabetes kann zu Schlaganfall, Herzinfarkt, abgestorbenen Beinen, Erblindung, Nervenschäden und Nierenversagen führen.

Diabetes verstopft kleine und große Adern im Körper. „Große Adern" heißt in diesem Zusammenhang: Sie sind etwa so dick wie das Endglied Ihres kleinen Fingers. „Kleine Adern" bedeutet: Sie sind so fein wie die dünnen Haare an Ihrem Unterarm. In großen Adern besteht theoretisch für den Arzt die Möglichkeit, eine Engstelle oder einen Verschluss operativ zu beheben. Bei kleinen Adern hat er diese Möglichkeit nicht. Bitte bedenken Sie: Allein in einem Ihrer Finger befinden sich einige 10.000 kleine Adern. Jede Zelle Ihres Körpers wird von einer kleinen Ader versorgt. Ihre Körperzellen sind so winzig, dass eine Zelle 1 Millimeter lang wäre, wenn Sie so groß wären wie der Kölner Dom, nämlich 180 Meter. Kein Chirurg auf der Welt kann einzelne kleine Adern operieren, auch nicht mit Laserstrahl. Deswegen ist das vorrangige Ziel einer jeden Diabetes-Therapie, dass der Blutzucker gut eingestellt ist.

Diabetes ist die Krankheit mit den drei Gesichtern

1. In den ersten Jahren nach Ausbruch eines Diabetes ist die Krankheit nichts anderes als ein „Fresskollaps". Der Blutzuckerspiegel ist dauerhaft zu hoch, im Körper haben sich jedoch noch keine Folgeschäden gebildet. Der Mediziner spricht von Prädiabetes, Insulinresistenz oder dem Metabolischen Syndrom. Alle diese Begriffe können Sie bedenkenlos mit „Fresskollaps" ins Deutsche übersetzen. In diesem ersten Stadium von Diabetes wäre eine völlige Heilung problemlos möglich, wenn die Patienten Gewicht verlieren würden. Es gibt jedoch zwei schwerwiegende Probleme. Zum einen wissen die aller-

meisten Diabetiker in diesem Stadium schlicht und ergreifend nichts von ihrer Krankheit, zum anderen versuchen weniger als 5 Prozent der Diabetiker nach der ersten Diagnose Gewicht zu verlieren. Somit gilt Diabetes als eine der größten Frustrationen für den behandelnden Arzt.

2. Wenn ein Diabetes früh erkannt und mit Tabletten oder Insulin gut therapiert wird, ist er heutzutage nichts weiter als ein lästiges Ärgernis, das Ihnen Geld und Zeit raubt. Wenn Ihr Blutzucker stets stramm eingestellt ist, sind Ihre Lebenserwartung und Ihre Lebensqualität vergleichbar mit den Werten der gesunden Bevölkerung. Ist Ihr Diabetes früh erkannt und gut eingestellt, gibt es keinen Grund, sich Sorgen zu machen.

3. Ganz anders sieht die Sache aus, wenn der Blutzucker lange Zeit viel zu hoch ist. Ich muss Ihnen leider sagen, dass ein Diabetes, der über mehrere Jahrzehnte unbemerkt im Körper eines Menschen wütet, die schlimmste Krankheit darstellt, die ich als Arzt kennengelernt habe. Den Kranken verfaulen die Beine, sie erblinden, und ihre Nieren bringen sie ins Grab, wenn vorher kein Schlaganfall oder Herzinfarkt eintritt. Was kann noch schlimmer sein?

Darum sollten Sie auf Ihren Blutzucker achten

Es gibt Zustände Ihres Körpers, bei denen Ihr Arzt ohne hellseherische Fähigkeiten weiß, dass die Sache kein gutes Ende nehmen wird. Hierzu gehört dauerhaft zu hoher Blutzucker. Sorgen Sie bitte grundsätzlich für einen gut eingestellten Blutzucker. Ich weiß, dass viele Patienten diese Tatsache verdrängen und glauben, ihnen würde trotz eines zu hohen Blutzuckerspiegels nichts Schlimmes passieren. Deshalb möchte ich Ihnen das gerade Gesagte ganz plastisch vor Augen führen:

Stellen Sie sich bitte vor, unser Menschenleben entspräche einer Urlaubsfahrt mit dem Auto von Hannover nach Rimini in Italien. Ziel unseres Lebens wäre die Ankunft in Rimini (Erlangung des 90. Geburtstags), der Start in Hannover wäre gleichbedeutend mit unserer Geburt. Auf so einer langen Fahrt kann viel passieren, was die Reise vorzeitig beendet. Einige Faktoren sind einfach Pech, ich nenne mal Auffahrunfall, Getriebeschaden oder Wildwechsel. Das können Sie mit Krebs, Infektionen oder tödlichen Unfällen vergleichen. Niemand kann diese Schicksalsschläge wirklich vorhersehen oder ausschließen. Aber wenn der Autobesitzer bei seiner Urlaubsfahrt auf die Idee käme, in München einen dicken Anhänger ans Auto zu hängen und gleichzeitig das Schmieröl aus dem Motor abzulassen, dann ist es nur noch eine Frage der Zeit, bis der Wagen garantiert mit kapitalem Motorschaden liegen bleibt. Es ist kein zufälliges Schicksal: Es ist abzusehen, welche Katastrophe droht. Gleiches gilt, wenn Menschen mit zu hohem Blutzucker durchs Leben gehen. Schwerste Erkrankungen werden die Folge sein, es ist nur die Frage, wann sie eintreten.

Begleitende Risikofaktoren (Dyslipoproteinämie, Hypertones, Adipositas, Nikotinabusus) lassen die Morbidität in die Höhe schießen. Der „Diabetes Control and Complications Trial" zeigte, dass eine enge Einstellung des Blutzuckerspiegels die Entwicklung von diabetesassoziierten Komplikationen verhindern kann.[6]

a) Diabetes verstopft Hauptschlagadern

Ähnlich wie Kalk in einem Wasserrohr, kommt es beim Diabetiker gehäuft zu Ablagerungen in den Adern zum Herzen, zum Gehirn und zu den Beinen. Deshalb sind Diabetiker öfter von Herzinfarkt, Schlaganfall und Durchblutungsstörungen betroffen.

Wenn eine Schlagader „verkalkt", spricht der Mediziner von Arteriosklerose. Eine Arteriosklerose läuft in verschiedenen Stadien ab. Zuerst bilden sich einzelne Fetteinlagerungen in der Wand der Schlagader, danach kommt es zur Bildung von größeren Beulen, den sogenannten „fibrösen Plaques". Damit ist der Blutstrom bereits etwas behindert, es treten aber noch keine Folgeerscheinungen auf. Im letzten Stadium kommt es zu einer komplizierten Verkalkung. Im Blutstrom der Schlagader sind starke Verengungen vorhanden, die Wand der Schlagader verhärtet sich. Das Ganze hat starke Ähnlichkeit mit einem verkalkten Wasserrohr. Warum Diabetes letztlich eine Arteriosklerose auslöst, ist nicht bekannt.

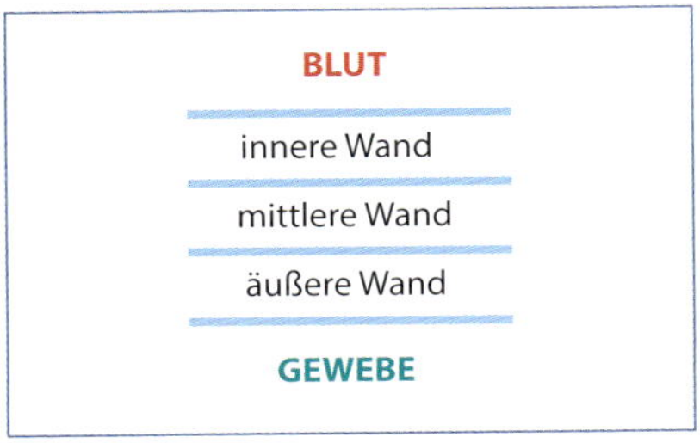

Normale Arterienwand: der Aufbau der Wand einer Schlagader in innere, mittlere und äußere Wand.

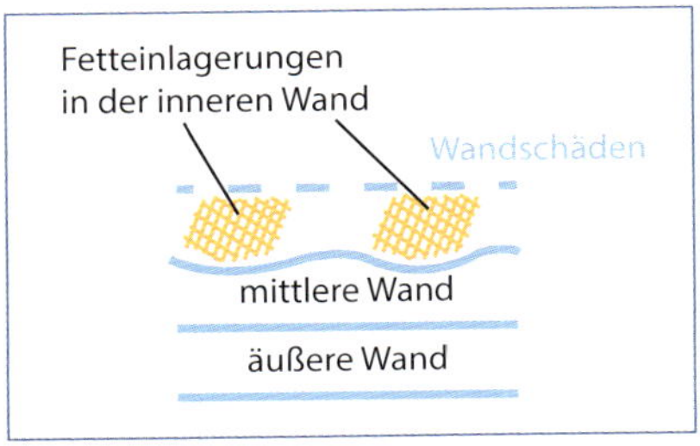

Stadium 1 einer Arteriosklerose: Die Fetteinlagerungen und die Schäden der innersten Schicht haben noch keine Auswirkungen.

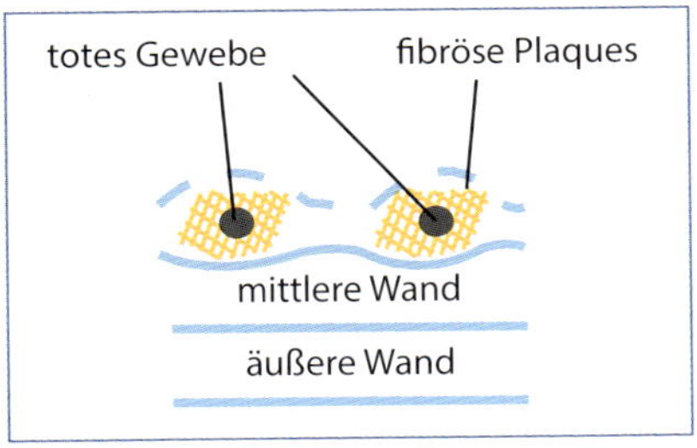

Stadium 2 einer Arteriosklerose: Es bilden sich Beulen in der inneren Schicht. Der Blutstrom ist noch ungestört.

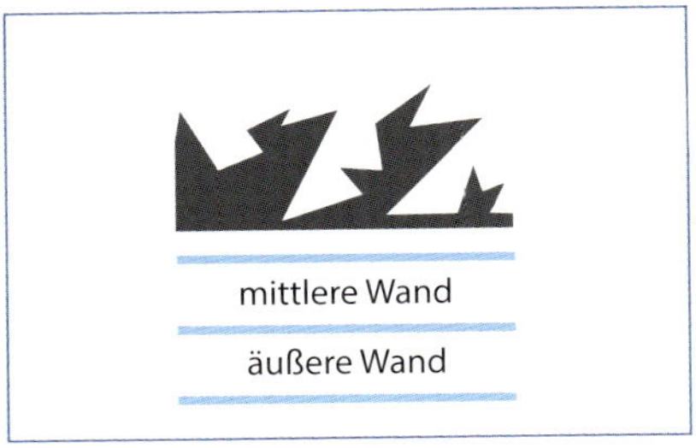

Stadium 3 einer Arteriosklerose: Die innere Wand ist völlig verkalkt. Der Blutstrom ist behindert. Es drohen Infarkte oder Gerinnsel.

Da der grundlegende Mechanismus der Verstopfung in großen Adern stets gleich ist, erlaube ich mir, Herzinfarkt, Schlaganfall und die arterielle Verschlusskrankheit der Beine in einem Abschnitt abzuhandeln:

Der Fachausdruck für Herzinfarkt lautet Myokardinfarkt. Diabetes verstopft die Adern zum Herzen. 60 Prozent der Menschen mit Herzinfarkt haben Diabetes.

Der Fachausdruck für den Schlaganfall lautet Apoplex. Diabetes verstopft die Adern zum Gehirn. Mindestens 20 Prozent aller Patienten mit Schlaganfall haben Diabetes. Für Diabetiker besteht ein viermal höheres Risiko, einen Schlaganfall zu erleiden.

Der Fachausdruck für die Durchblutungsstörung der Beine lautet periphere arterielle Verschlusskrankheit. Diabetes verstopft die Adern in den Beinen. Das kann zu einer Amputation führen. Diabetiker leiden fünfmal häufiger an einer Durchblutungsstörung der Beine. Sind die Beine betroffen, ist fast immer auch eine Durchblutungsstörung an Herz und Gehirn gegeben. Das Risiko für Schlaganfall und Herzinfarkt ist ebenfalls erhöht.

Die Arteriosklerose ist die wichtigste und häufigste Veränderung der Arterien mit Verhärtung, Verdickung, Elastizitätsverlust und Lichtungseinengung. Zahlreiche sowohl exogene als auch endogene Noxen und Krankheiten werden für die Auslösung der Arteriosklerose verantwortlich gemacht: Diabetes, Hypertonie, Hyperlipidämie, Hyperfibrinogenämie, Nikotin, Entzündungen, Stress und das Alter. Eine Prävention gelingt durch das Ausschalten atherogener Noxen – ebenso eine Rückbildung von Frühstadien.[7]

b) Diabetes kann Ihre Augen schädigen

Die Zuckerkrankheit verstopft Adern im Auge. Haben Sie jahrelang schlechte Zuckerwerte, können Sie deswegen eventuell schlechter sehen oder sogar erblinden. Ärzte können diese Sehverluste nicht heilen, wenn sie einmal eingetreten sind.

Die Veränderungen, die Diabetes in Ihren Augen auslöst, betreffen die kleinen Adern in der Netzhaut. Das optische System des Auges bleibt unberührt. Wenn Sie das mit einer Digitalkamera vergleichen wollen, können Sie sich Folgendes vorstellen: Der Bildsensor der Kamera (z. B. 12 Megapixel) geht kaputt, während das Objektiv und alle anderen Teile der Kamera intakt bleiben. Ein schlecht eingestellter Diabetes führt dazu, dass sich das Gewebe der Netzhaut verändert. Augenärzte können mit einem Spezialinstrument beurteilen, ob die Netzhaut intakt oder geschädigt ist. Eine geschädigte Netzhaut verliert die Fähigkeit, Bilder wahrzunehmen. Wenn die gesamte Netzhaut betroffen ist, führt das zu einer Erblindung. Diese Erblindung kann nicht therapiert werden. Augenärzte können jedoch den Abbau der Sehleistung abbremsen, indem sie einen Laser einsetzen. Deshalb sind gut eingestellte Blutzuckerwerte

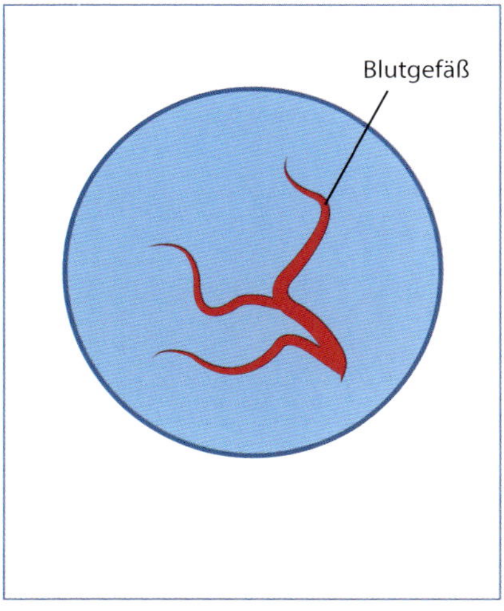

Gesunde Netzhaut mit einem Blutgefäß.

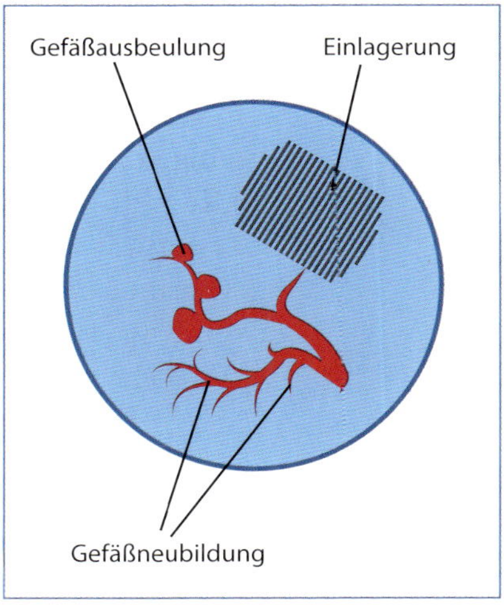

Diabetische Retinopathie mit Bildung von Gefäßbeulen (Aneurysmen) und Einlagerungen: Die Neubildung von Gefäßen stellt den verzweifelten Versuch der Netzhaut dar, mit Sauerstoff versorgt zu werden. Die Netzhaut ist irreparabel geschädigt.

Ihr wichtigstes Ziel als Diabetiker. Wenn Ihr Blutzucker gut eingestellt ist, bleiben Folgeschäden am Auge aus. Der Fachausdruck für den Sehverlust aufgrund Diabetes nennt sich diabetische Retinopathie. Diabetes ist die häufigste Ursache von Erblindungen im Alter von 20 bis 74 Jahren. Nach 20 Jahren Diabetes leiden 60 bis 80 Prozent der Diabetiker unter Sehverlusten.

Die intrazelluläre Hyperglykämie der Netzhaut führt zu einer Aktivitätsminderung von Dilatatoren (z. B. NO) der Kapillaren bei einer gleichzeitigen Aktivitätssteigerung von Konstriktoren (z. B. Angiotensin II) der Kapillaren und einer Konzentrationssteigerung des Vascular Endothelial Growth Factor. All diese Botenstoffe führen zu einem Umbau der extrazellulären Matrix. Verstärkt wird dieser Umbau durch die Bildung von trophischen Faktoren, auf welche die Endothelzellen angewiesen sind. Am Ende kommt es zu Neovaskularisation, Retina-Blutungen und Aneurysma-Bildungen. Diese pathologischen Veränderungen sind irreversibel.[8]

c) Diabetes kann Sie in die Dialyse treiben

Die Zuckerkrankheit schädigt Ihre Nieren, bis sie ihre lebenswichtige Filterfunktion verlieren. Sie werden durch körpereigene Gifte getötet, die normalerweise mit dem Urin ausgeschieden werden.

Wenn die Nieren versagen, kann der Mensch nur noch ein paar Tage überleben. Ist der Blutzucker jahrelang schlecht eingestellt und versagen die Nieren, kommen Sie an die Dialyse. Heutzutage besteht mit der Dialyse und der Nierentransplantation die Möglichkeit, den sicheren Tod bei Nierenversagen abzuwenden. Aber ein Diabetiker, der an die Dialyse muss, führt kein schönes Leben. Lassen Sie es nicht so weit kommen, sorgen Sie stets für einen gut eingestellten Blutzucker.

Diabetes schädigt die feinen Filter, mit denen unsere Nieren die Schadstoffe aus dem Blut entfernen. Die Filter der Niere werden Glomeruli genannt. Jede Niere (wir Menschen haben zwei Nieren) hat eine Million dieser kleinen Filter. Die Nieren sind sehr gut durchblutet. Das macht Sinn, denn sie filtern ständig unser Blut. Die Nieren sind Wunderwerke. Sie sorgen dafür, dass Schadstoffe unseren Körper verlassen, aber Wasser und Elektrolyte im Gleichgewicht bleiben. Wenn Sie dauerhaft zu hohen Blutzucker haben, werden Sie folgendes Schicksal erleiden:

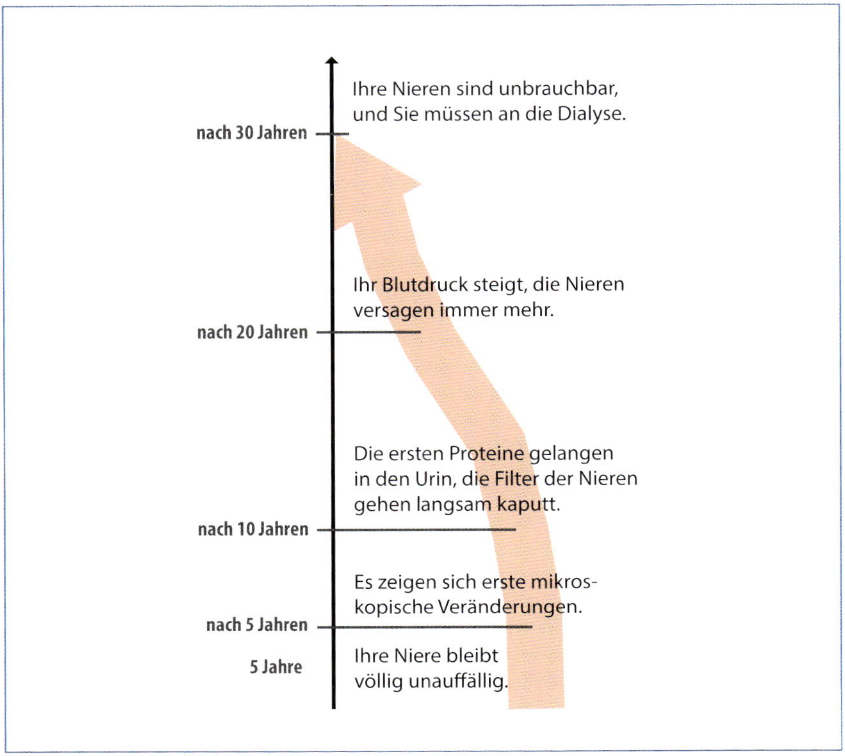

Krankheitsverlauf bei zu hohem Blutzucker

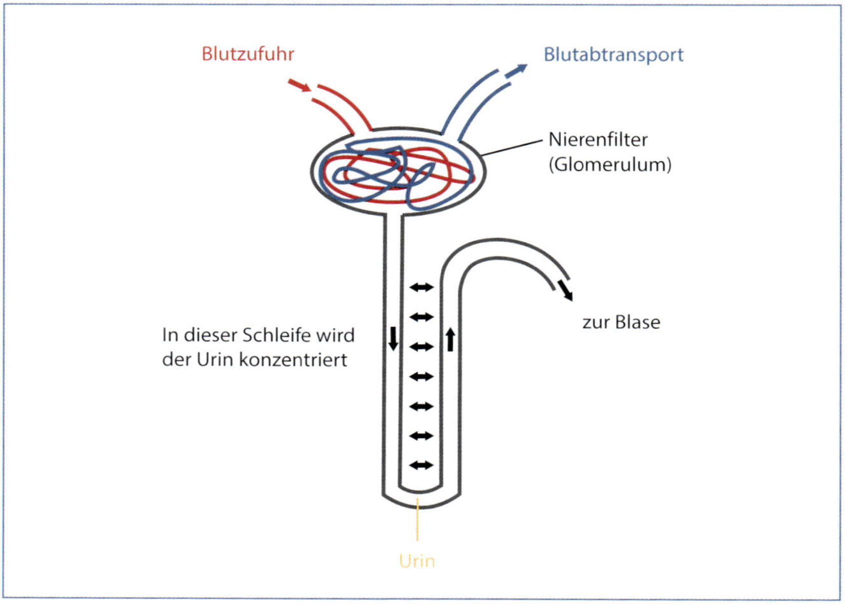

Einzelner Nierenfilter (Glomerulum): Das Blut wird in einem kleinen Knäuel aus Gefäßen gefiltert. Der entstehende Urin (Primärharn) wird durch eine Schleife geleitet und dort konzentriert.

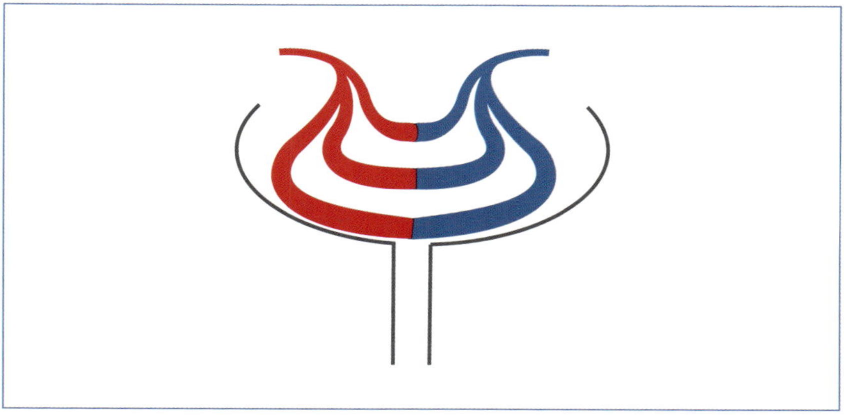

Das gesunde Glomerulum: Der Blutfluss ist ungehindert. Urin kann ebenfalls abfließen.

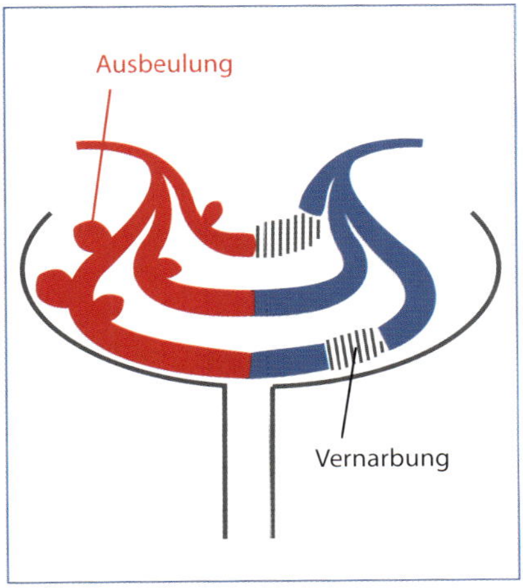

Beginnende Nierenschwäche: Nur noch ein Teil des Filters arbeitet. Urin wird trotzdem gebildet.

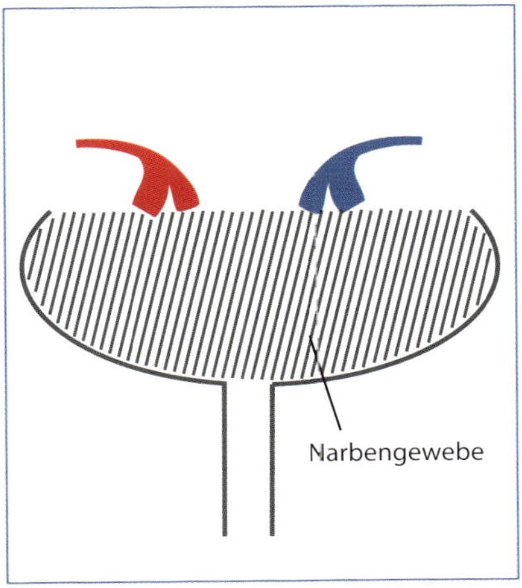

Nierenversagen: Der Filter ist komplett mit Narbengewebe angefüllt. Es wird kein Urin gebildet, der Blutdruck steigt.

Die Hyperglykämie führt über eine gestörte renale Hämodynamik initial zu einer Hypertrophie von Glomeruli und Nieren sowie zu einer Hyperfiltration. Es treten eine Hyalinose präkapillärer Gefäße und eine Schädigung der glomerulären Basalmembran ein, die zu Mikroalbuminurie und Proteinurie führt. Endstadium der Erkrankung ist die dialysepflichtige chronische Niereninsuffizienz.[9]

d) Diabetes kann Ihre Nerven schädigen

Die Zuckerkrankheit schädigt oft die Nerven in Ihren Beinen. Die große Gefahr: Verletzungen und Durchblutungsstörungen tun dann nicht weh. Deshalb müssen Diabetiker stets ihre Füße kontrollieren, ob noch alles in Ordnung ist.

Alkoholismus und Diabetes sind die häufigsten Ursachen, die periphere Nerven schädigen (Neuropathie). Bei Diabetes sind fast immer beide Füße oder Unterschenkel betroffen. Es kommt zu falschen, zu abgeschwächten oder zu übersteigerten Gefühlsmeldungen in den betroffenen Körperregionen. Das Vibrationsempfinden ist regelmäßig betroffen, weshalb Diabetiker mit einer Stimmgabel vom Arzt auf eben dieses untersucht werden. Diabetes schädigt direkt die Nervenzellen und die Zellen, die die Nervenzellen umhüllen (Schwann-Zellen). Es nicht endgültig geklärt, wie Diabetes die Nerven schädigt.

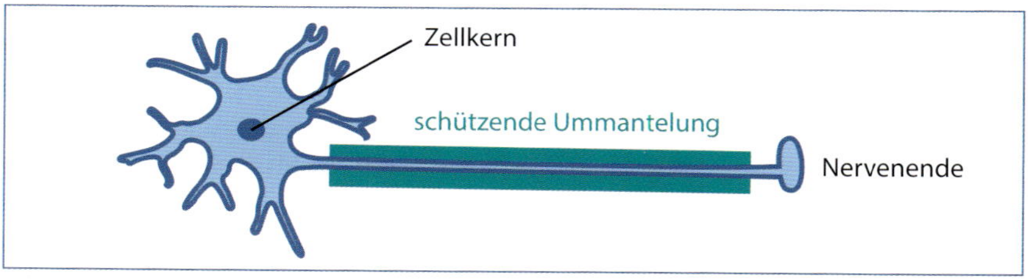

Gesunder Nerv: **Die schützende Ummantelung und das Nervenende sind intakt.**

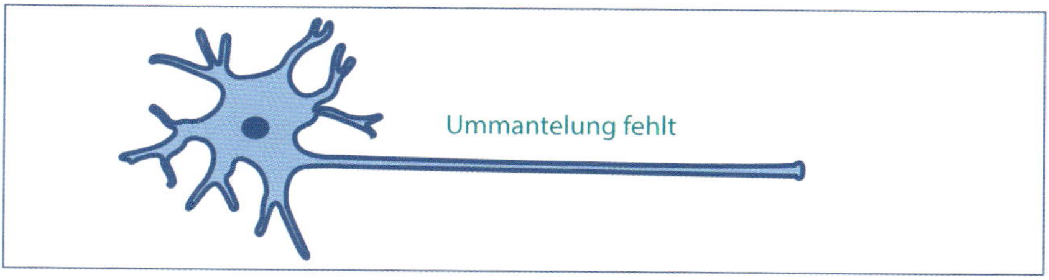

Kranker Nerv: **Sowohl das Nervenende selbst als auch die umgebende Isolation sind beschädigt.**

Pathogenetisch werden Störungen des Polyol- und Myoinositstoffwechsels, eine Mikroangiopathie der Vasa nervorum mit hypoxischer Schädigung sowie Störungen des axonalen Transportsystems diskutiert, klinisch bestehen Hypo-, Dys- und Parästhesien.[10]

So erkennen Sie, ob Sie Diabetes haben

Es gibt zahlreiche Warnhinweise und Alarmsignale für Diabetes. Letzten Endes bringt nur eine Blutuntersuchung beim Hausarzt wirkliche Auskunft, ob Sie an Diabetes leiden.

Warnhinweise für einen beginnenden Diabetes:

- Übergewicht: Wenn Sie übergewichtig sind, haben Sie rechnerisch ein stark erhöhtes Risiko für Diabetes.
- Schläfrigkeit: Ihr Körper ist so sehr mit seinem Stoffwechsel belastet, dass Sie dauernd müde sind.
- Infektionen im Mundraum: Haben Sie Entzündungen im Mundraum?
- Häufige grippale Infekte: Was für Bakterien gilt, trifft auch auf Viren zu. Leiden Sie oft an Husten oder Schnupfen, kann das ein Zeichen für Diabetes sein.
- Bauchfett: Messen Sie mit einem Maßband Ihren Bauchumfang in Höhe des Bauchnabels. Frauen sollten hier unter 88 cm haben, Männer unter 102 cm. Liegen Ihre Werte darüber, besteht ein erhöhtes Risiko für Diabetes.
- Depressionen: Menschen mit Diabetes sind häufiger depressiv. Hat sich in letzter Zeit Ihr Gemütszustand ohne Anlass verschlechtert?
- Denkfähigkeit: Ein beginnender Diabetes kann sich in einem schlechteren Gedächtnis, verminderter Kreativität und einer allgemein verschlechterten Gehirnleistung zeigen.
- Vererbung: Sind Ihre direkten Verwandten an Diabetes erkrankt? Dann tragen auch Sie rein rechnerisch ein größeres Risiko.
- Aufgedrehtheit: Liegen Sie nachts wach, und gehen Ihnen tausend Dinge durch den Kopf? Hat sich Ihr Einschlafverhalten verschlechtert?
- Kraftlosigkeit: Ist Ihre Leistungsfähigkeit gesunken? Fühlen Sie sich schlapp?

Ein handfester Diabetes kann eigene Alarmsignale aufweisen. Leider können Sie Diabetes nicht riechen, schmecken oder fühlen. Diabetes tut nicht weh. Die überwiegende Mehrheit der Diabetiker hat bei Ausbruch des Diabetes keinerlei Beschwerden, doch viele haben bereits Folgeschäden. Letzten Endes gibt deshalb nur eine Blutuntersuchung beim Hausarzt Auskunft darüber, ob Sie an Diabetes leiden. Ab dem 45. Lebensjahr sollten Sie generell alle drei Jahre eine Blutabnahme beim Hausarzt durchführen lassen.

Achten Sie auf diese Alarmsignale

1. **Gewichtsabnahme:** Haben Sie mehr als 5 kg abgenommen, ohne etwas an Ihren Lebensgewohnheiten zu ändern (Ernährung, Sport, Alkohol)?
2. **Starker Harndrang:** Wenn Sie sehr oft große Mengen Wasser lassen müssen, ist das ein Leitsymptom für Diabetes.
3. **Extremes Durstgefühl:** Das ist sozusagen die Folge des Harndrangs. Der Durst bleibt bestehen, auch wenn Sie trinken.

Wenn Sie die genannten Warnhinweise oder Alarmsignale verspüren, sollten Sie Ihren Hausarzt aufsuchen. Nur eine Laboruntersuchung Ihres Blutes gibt Ihnen Sicherheit, ob Sie an Diabetes leiden. Ihr Hausarzt wird Ihnen sagen, woher Ihre Beschwerden kommen, wenn kein Diabetes dahintersteckt. Ihr Arzt hat folgende Möglichkeiten, Ihren Blutzucker zu bestimmen:

Test 1: Urinteststreifen

Es gibt Teststreifen, die den Zuckergehalt des Urins messen. Der Test wird so ablaufen, dass Sie den Teststreifen mit Urin benetzen müssen. Nach einer Zeit des Abwartens wird der Teststreifen seine Farbe ändern. Leider zeigen diese Urinteststreifen nur sehr hohe Zuckerwerte an. Wenn der Urinteststreifen positiv reagiert, sind Sie bereits schwer zuckerkrank. Sind Sie nur moderat an Diabetes erkrankt, zeigt der Urinteststreifen keine Farbveränderung. Deshalb wird Ihr Hausarzt immer Test 2 durchführen wollen.

Test 2: Nüchternblutzucker-Messung bei Ihrem Hausarzt

Es ist ganz wichtig, dass Sie morgens wirklich nüchtern zur Blutabnahme gehen. Das heißt, Sie haben seit mindestens acht Stunden nichts gegessen und getrunken. Am Abend zuvor haben Sie keinen Alkohol getrunken (Alkohol verbessert den Blutzucker). Ein Glas Wasser am Morgen ist erlaubt. Ebenso wichtig ist, dass Sie ohne große körperliche Anstrengung zum Hausarzt gelangen. Langes Fahrradfahren oder Spazierengehen bessert Ihre Werte und verfälscht Ihren Blutzucker ins Positive. Wenn Ihr Arzt sofort eine Aussage über Ihren Blutzucker treffen möchte, wird er ein handelsübliches Blutzuckermessgerät benutzen. In aller Regel wird er mit ein paar Plastikröhrchen einige Milliliter Blut aus Ihren Armvenen entnehmen und dieses Blut in ein Labor schicken. Das Blutbild gibt einen umfassenden Überblick über Ihre inneren Organe und somit auch über Ihren eventuellen Diabetes. Hier gilt:

Wert unter 100 mg/dl	Sie haben keinen Diabetes.
Wert von 100 bis 120 mg/dl	Sie haben eventuell einen beginnenden Diabetes; Ihr Hausarzt wird Sie bitten, nochmals zur Kontrolle zu kommen.
Wert über 120 mg/dl	Sie haben einen handfesten Diabetes. Ihr Arzt wird Ihnen eine Therapie zukommen lassen.

Test 3: Blutzucker-Messung bei Ihrem Hausarzt

Ich dürfte Ihnen diesen Kniff gar nicht verraten, aber wenn das Nüchternbleiben in der Früh partout nicht in Ihrem Sinne ist, gehen Sie einfach nach dem Frühstück zum Arzt. Ihr Hausarzt kann Ihre diabetische Stoffwechsellage einschätzen, selbst wenn Sie gegessen haben. Erzählen Sie Ihrem Arzt aber unbedingt, dass Sie gegessen haben, denn Ihre Blutwerte werden viel höher sein als bei Test 2. Für die Auswertung der Werte gilt:

Wert unter 140 mg/dl	Sie haben keinen Diabetes.
Wert von 141 bis 200 mg/dl	Sie haben eventuell einen beginnenden Diabetes; Ihr Hausarzt wird Sie bitten, nochmals zur Kontrolle zu kommen.
Wert über 200 mg/dl	Sie haben einen handfesten Diabetes. Ihr Arzt wird Ihnen eine Therapie zukommen lassen.

Wenn Ihr Hausarzt Test 2 oder Test 3 bei Ihnen durchführt, wird er grundsätzlich den Wert für den Langzeitblutzucker bestimmen lassen. Dieser Wert gibt Auskunft, wie es in den letzten Wochen um Ihren Blutzuckerwert bestellt war. Der Arzt misst den HbA1c-Wert. Bezüglich des HbA1c-Wertes gilt:

HbA1c zwischen 4 bis 6 %	Sie haben keinen Diabetes.
HbA1c zwischen 6 bis 7,5 %	Sie haben eventuell einen beginnenden Diabetes; Ihr Hausarzt wird Sie bitten, nochmals zur Kontrolle zu kommen.
HbA1c über 7,5 %	Sie haben einen handfesten Diabetes. Ihr Arzt wird Ihnen eine Therapie zukommen lassen.

Die osmotische Diurese mit konsekutiver Exsikkose kann bei Diabetes auftreten, meist jedoch ohne akute Symptomatik. Beim HbA1c handelt es sich um die nicht-enzymatisch glykierte Beta-Kette des Hämoglobins. In Abhängigkeit von der Erythrozytenhalbwertzeit lässt sich mit dem HbA1c die Blutzuckereinstellung der letzten sechs Wochen beurteilen.[11, 12]

II. DIABETES HEILEN

In 3 Stufen können Sie Ihren Diabetes therapieren

Sie können Ihren Diabetes auf drei Arten therapieren und wieder normale Blutwerte erlangen:

1. **Natürliche Heilung** durch Ernährungsumstellung mit Bewegung und Stressreduktion,
2. **Tabletten** oder
3. **Insulinspritzen.**

Der relative Insulinmangel wird in drei Stufen therapiert. Von einer Stufe zur nächsten sollten Sie nur übergehen, falls die vorhergehende Stufe erfolglos war:

Stufe 1: Ernährungsumstellung, Sport und Stressreduktion

► falls Stufe 1 erfolglos, Umstellung auf

Stufe 2: Tabletten gegen Diabetes

► falls Stufe 2 erfolglos, Umstellung auf

Stufe 3: Insulinspritzen

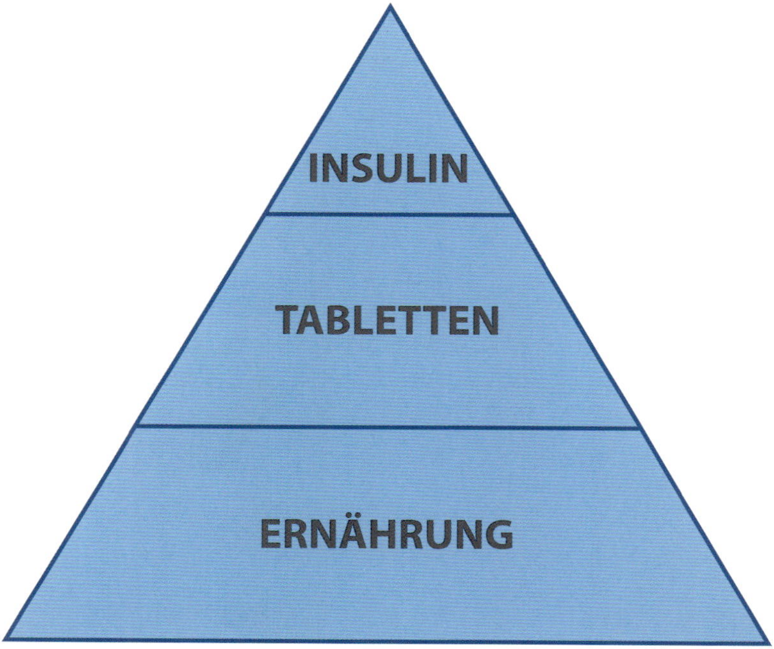

Die Therapiepyramide bei Diabetes

Ziel ist die optimale Blutzuckereinstellung: normnahe Werte für HbA1c unter 6,5 Prozent.

Stufe 1: Diätschulung, normales Körpergewicht anstreben, körperliche Aktivität,

Stufe 2: orale Antidiabetika,

Stufe 3: Insulingabe.[13]

Diese Tabletten gegen Diabetes gibt es

Tabletten gegen Diabetes helfen leider nicht immer. Einige Tabletten sind lange bewährt, andere wurden wegen schwerster Nebenwirkungen wieder vom Markt genommen.

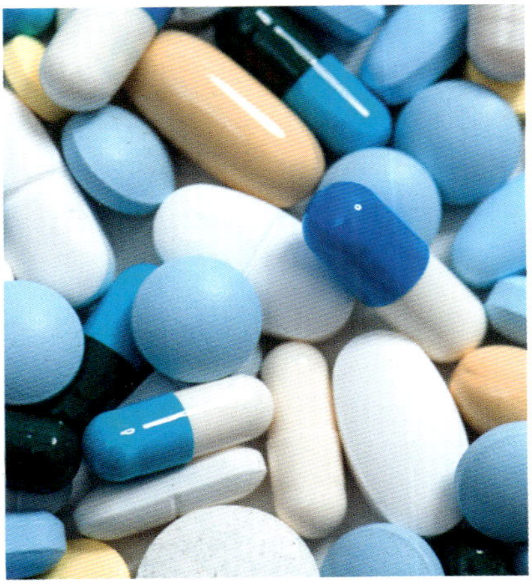

Ihr Arzt wird immer versuchen, Ihren Diabetes mit Tabletten zu therapieren, bevor er Insulin verschreibt. Nur wenn Sie mit völlig entgleisten Blutwerten Ihren Hausarzt aufsuchen, wird er Ihnen sofort Insulin geben. Extrem hohe Blutzuckerspiegel schädigen die Bauchspeicheldrüse. Je nach Schwere Ihres Diabetes wird Ihr Arzt ein Stufenschema anwenden, teils auch mit der Kombination von Wirkstoffen. Welche Tabletten welcher Patient bekommt, wird der Arzt in einem persönlichen Gespräch klären. In diesem Buch kann ich keine allgemeinen Hinweise für eine Medikation geben.

Alpha-Glukosidasehemmer

Alpha-Glukosidasehemmer verzögern den Abbau von mit der Nahrung aufgenommenen Kohlenhydraten. Die Wirkung ist als eher gering einzuschätzen. Eine berüchtigte Nebenwirkung ist das Auftreten starker Blähungen.

Markenname z. B.: Glucobay®, Diastabol®

Metformin

Metformin senkt die Insulinresistenz. Metformin kann somit nur wirken, wenn die Bauchspeicheldrüse noch Insulin herstellt. Das Medikament wird sehr gerne bei übergewichtigen Diabetikern gegeben. Die gefürchtete Nebenwirkung von Metformin ist die Entstehung einer Übersäuerung (Lactazidose) des Körpers. Unangenehme Nebenwirkungen von Metformin sind Magen-Darm-Beschwerden und ein metallischer Geschmack auf der Zunge.

Markenname z. B.: Diabetase®, Glucophage®, Mediabet®, Meglucon®, Mescorit®, Siofor®

Sulfonylharnstoffe

Sulfonylharnstoffe steigern die Insulinausschüttung, indem sie in den Beta-Zellen der Bauchspeicheldrüse Ionenkanäle öffnen. Die wichtigste Nebenwirkung der Sulfonylharnstoffe ist eine Unterzuckerung, die lebensbedrohlich sein kann.

Markenname z. B.: Azuglucon®, Duraglukon N®, Euglucon N®, Glibenclamid®, Glibenhexal®, Glukovital®, Manilil®, Semi Euglucon N®, Amaryl®

Glitazone

Glitazone verbessern die Zuckeraufnahme in Fett- und Muskelzellen, indem sie im Zellkern einen Rezeptor aktivieren. Der HbA1c sinkt um etwa 1 %. Dummerweise führen sie auch zu einer Zunahme des Fettgewebes, was für den Diabetiker generell nicht wünschenswert ist. Im Durchschnitt führen Glitazone zu einer Gewichtszunahme von 3 kg. Glitazone belasten das Herz und unterliegen starken Einschränkungen mit anderen Medikamenten. Glitazone haben teils schwerste Nebenwirkungen (Herzversagen und Knochenbrüche) und werden von den Kassen nicht mehr bezahlt.

Markenname z. B.: Actos®, Avandia®

Glinide

Glinide wirken ähnlich wie Sulfonylharnstoffe, jedoch wesentlich schneller. Aufgrund unbewiesener Wirkung werden sie nicht mehr von den Kassen bezahlt.

Markenname z. B.: Starlix®, Novonorm®

DPP-4-Inhibitoren

DPP-4-Inhibitoren greifen in den komplizierten hormonellen Mechanismus der Insulin-Ausschüttung ein. So gelangt mehr körpereigenes Insulin in das Blut.

Markenname z. B.: Eucreas®, Jalra®, Januvia®, Xelevia®, Galvus®

GLP-1-Agonisten

GLP-1-Agonisten greifen ebenfalls in den komplizierten hormonellen Mechanismus der Insulin-Ausschüttung ein. Wiederum gelangt mehr Insulin in das Blut. Es gibt noch keine Langzeitstudien, wie GLP-1-Agonisten auf die möglichen Folgeschäden des Diabetes einwirken.

Markenname z. B.: Victoza®, Byetta®

Prinzipiell unterscheidet man bei oralen Antidiabetika zwischen insulinotropen (beta-zytotrop) und nicht-insulinotropen (nicht-beta-zytotrop) Medikamenten.

Insulinotrope Substanzen wirken direkt an den Beta-Zellen und behandeln somit ein Sekretionsdefizit. Die Wirkung bleibt auch in späteren Erkrankungsstadien erhalten.

Nicht-insulinotrope Substanzen wirken in der Peripherie und behandeln die Insulinresistenz.[14]

So hilft Ihnen Insulin

Ob Sie Tabletten oder Insulin brauchen, hängt von der Schwere Ihres Diabetes ab. Je mehr Kohlenhydrate Sie essen, desto mehr Insulin müssen Sie spritzen. Ein Typ-II-Diabetiker bleibt ein Typ-II-Diabetiker, auch wenn er Insulin spritzt.

Die Entdeckung von Insulin

Insulin ist eines der ganz großen Medikamente in der Geschichte der Medizin. Insulin hilft immer und ist ein Segen für die Menschheit. Der erste Patient, der Insulin erhielt, war im Jahre 1921 ein Kind, das wegen seines Diabetes Typ I im Sterben lag. Dieses Kind – und Millionen Typ-I-Diabetiker hiernach – konnte durch die Gabe von Insulin gerettet werden. Vor 1921 waren alle Typ-I-Diabetiker ausnahmslos an ihrer Krankheit verstorben.

Das bewirkt Insulin bei Ihnen

Insulin kann nicht als Tablette geschluckt oder als Spray inhaliert werden, es wird unter die Haut gespritzt. Wenn Sie die nötige Hygiene walten lassen, ist das eine sehr sichere Methode. So ist als einzige bedeutende Nebenwirkung von Insulin die mögliche Unterzuckerung bis hin zum Tode zu nennen.

Einmal gespritztes Insulin verbleibt in Ihrem Körper und sorgt solange für eine Zuckeraufnahme in die Zellen, bis es verbraucht ist. Der Diabetiker muss daher die richtige Menge Insulin spritzen. Sollten Sie zu viel Insulin gespritzt haben oder zu wenig gegessen haben, kann eine lebensbedrohliche Unterzuckerung die Folge sein. Gleiches gilt, wenn eine ungeplante sportliche Aktivität (durch den Flughafen zum Flieger sprinten) oder ein spontaner Alkoholexzess Ihren Tagesablauf durcheinanderbringt.

Jeder Diabetiker, der Insulin spritzt, muss deshalb stets und überall eine Notration Traubenzucker mit sich führen. Die lebensbedrohliche Unterzuckerung des Diabetikers hat nichts gemein mit dem, was gesunde Menschen verspüren, wenn sie „Ich bin unterzuckert" sagen. Der Gesunde will sagen, dass er Hunger hat. Beim Diabetiker kommt es zu Schweißausbrüchen, Schwindel, Übelkeit und Herzproblemen. Das kann sich bis zum Koma und Tod steigern.

Bis in die 1980er Jahre wurde Insulin allein aus den Bauchspeicheldrüsen von geschlachteten Schweinen oder Rindern gewonnen. Heutzutage produzieren gentechnisch veränderte Bakterien das Insulin.

In der Vergangenheit mussten die Diabetiker umständlich mit Ampullen, Spritzen und Nadeln hantieren, heute sorgt der Insulin-Pen für einen relativ bequemen Umgang mit dem Mittel. Insulin sollten Sie dunkel und kalt (also im Kühlschrank) aufbewahren; es darf aber nicht eingefroren werden. Ist der Pen angebrochen, sollten Sie ihn bei Zimmertemperatur lagern. Vermeiden sie extreme Hitze und Sonneneinstrahlung. Lagern Sie Insulin nicht im Auto oder am Strand.

Insulin durchbricht nicht die Insulinresistenz, die ursächlich für den Diabetes ist. Die Resistenz bleibt bestehen. Der Körper wird schlicht mit Insulin überschwemmt. Das zwingt die Zellen, trotz ihrer Insulinresistenz Zucker aufzunehmen. Der Stoffwechsel kann wieder ablaufen. Insulin wirkt nicht nur auf den Zuckerspiegel, es vermehrt auch das Fettgewebe und lässt Sie schneller altern.

Diese Insulinarten gibt es

Sie können Insulin unterscheiden nach seiner chemischen Struktur in menschliches Insulin (Humaninsulin, Normalinsulin, Altinsulin) oder künstliches Insulin (Analoginsulin). Humaninsulin entspricht chemisch exakt dem menschlichen Insulin. Kunstinsulin ist in einigen Details verändert. Oder Sie können das Insulin nach seiner Wirkdauer unterscheiden. Es gibt fünf große Hersteller von Insulin: B. Braun Melsungen & ratiopharm, Berlin-Chemie, Lilly, Novo-Nordisk und Sanofi-Aventis.

Menschliches Insulin im biochemischen Vergleich mit Kunstinsulin

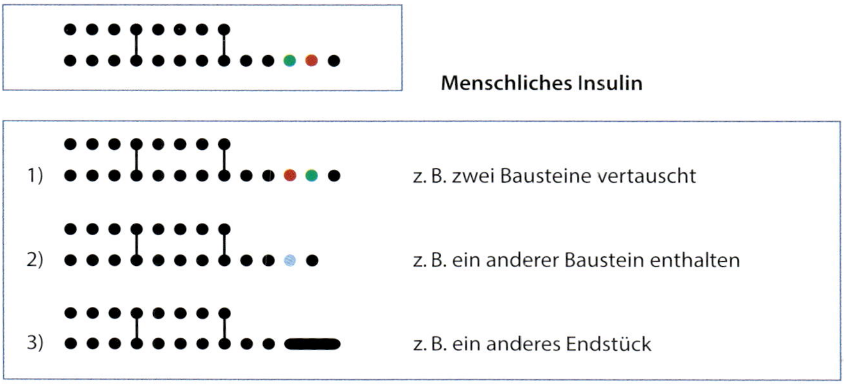

Künstliches Insulin

Kurz wirksame Insuline

Humaninsulin – entspricht dem menschlichen Insulin:
Markennamen z. B.: Actrapid®, Insuman Rapid®, Huminsulin Normal®, Berlinsulin Normal®, B. Braun Rapid®
Wirkung beginnt nach etwa 30 Minuten und hält bis sechs Stunden an.

Kunstinsulin – entspricht nicht genau dem menschlichen Insulin:
Markennamen z. B.: Novorapid®, Humalog®, Liprolog®, Apidra®
Wirkung beginnt nach etwa 25 Minuten und hält bis drei Stunden an.

Mittellang wirksame Insuline

Humaninsulin – entspricht dem menschlichen Insulin:
Markennamen z. B.: Insuman Basal®, Protaphane®, Huminsulin Basal®, Berlinsulin H Basal®, B. Braun Basal®
Wirkung beginnt nach etwa 60 Minuten und hält bis zwölf Stunden an.

Kunstinsulin – entspricht nicht genau dem menschlichen Insulin:
Markennamen z. B.: Levemir®
Wirkung beginnt nach etwa 90 Minuten und hält bis 20 Stunden an.

Lang wirksame Insuline (Depotinsuline)

Humaninsulin – entspricht dem menschlichen Insulin:
Markennamen z. B.: Ultratard®
Wirkung beginnt nach etwa vier Stunden und hält bis 36 Stunden an.

Kunstinsulin – entspricht nicht genau dem menschlichen Insulin:
Markennamen z. B.: Lantus®
Wirkung beginnt nach etwa drei Stunden und hält bis 40 Stunden an.

Kombinationen aus verschiedenen Insulinen (Mischinsuline)

Es gibt eine Vielzahl von Insulinen, die aus Anteilen kurz- und langwirksamer Insuline zusammengemischt werden. Welches Medikament für welchen Patienten in Frage kommt, muss immer individuell geklärt werden. Ich kann Ihnen lediglich einige Markennamen nennen: Actraphane 50 oder 30®, Insuman COMB 50 oder 25 oder 15®, Berlinsulin H30/70®, Huminsulin Profil III®, B. Braun Comb 30/70.

Insulinpumpen

Anstatt ständig Insulin spritzen zu müssen, besteht die Möglichkeit, eine kleine Pumpe und einen kleinen Insulintank unter die Haut zu operieren. Diese Methode ist sehr viel teurer als das konventionelle Spritzen. Deshalb werden Insulinpumpen nur bei Diabetikern Typ I eingepflanzt. Nicht jeder Typ-I-Diabetiker erhält eine Insulinpumpe. Sie wird nur bei besonderen Anforderungen bezahlt. Etwa wenn ein Kind nur sehr wenig Insulin braucht oder ein Schichtarbeiter einen sehr unsteten Lebenswandel hat. Für Sie als Typ-II-Diabetiker ist eine Insulinpumpe keine Option.

Ich kann an dieser Stelle keine Hinweise zur Dosierung Ihres Insulins geben. Jeder Mensch ist anders, ein Buch kann das persönliche Gespräch mit ihrem Arzt nicht ersetzen. Sie können eine Insulintherapie konventionell oder intensiviert gestalten.

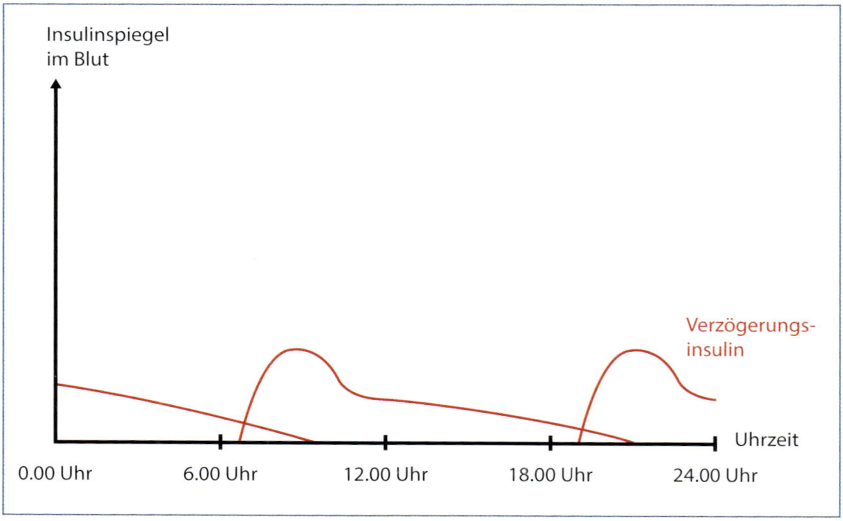

Konventionelle Insulintherapie: **Der Patient spritzt zweimal täglich Verzögerungsinsulin.**

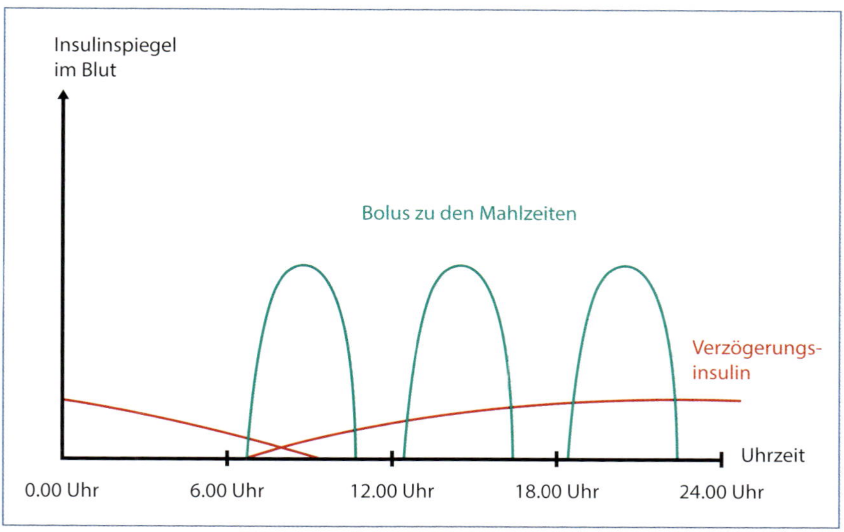

Intensivierte Insulintherapie: **Der Patient spritzt morgens ein Verzögerungsinsulin und jeweils einen Bolus zu den Mahlzeiten.**

So funktioniert die konventionelle Insulintherapie

Konventionelle Insulintherapie bedeutet, dass Sie zweimal am Tag Insulin spritzen (Misch- oder Depotinsulin) und diese Dosis immer beibehalten. Dazu müssen Sie einen stetigen Lebenswandel aufweisen sowie täglich in etwa das Gleiche essen und trinken.

So funktioniert die intensivierte Insulintherapie

Intensivierte Insulintherapie bedeutet, dass Sie vor jedem Essen Ihren Blutzucker messen und abschätzen, wie viele Kohlenhydrate in Ihrer Mahlzeit enthalten sein werden. Dann spritzen Sie schnell wirksames Insulin als Bolus vor den Mahlzeiten. Zusätzlich spritzen Sie einmal am Tag ein langwirksames Insulin, da Ihr Körper auch außerhalb der Mahlzeiten einen gewissen Insulinspiegel benötigt, um zu funktionieren. Diese Methode kennen Sie unter dem Begriff „Basis-Bolus-Prinzip“.

Die intensivierte Insulintherapie hat den Vorteil, dass Sie flexibel in Ihrer Tagesgestaltung sind und Ihren Blutzucker stramm einstellen können, also die Gefahr der Folgeerkrankungen gering halten können. Es bedarf einer gewissen intellektuellen Fähigkeit, die Insulinmenge selbst abzuschätzen. Als einziger Nachteil wäre die ständige Blutzuckermessung zu nennen.

> Eine intensivierte Insulintherapie mit HbA1c-Werten unter 7 Prozent vermindert die Entwicklung eines Sehverlustes um 76 Prozent, eines Nierenschadens um 54 Prozent und eines Nervenschadens um 60 Prozent. Das gilt im Vergleich zu einer konventionellen Insulintherapie.[15]

Was Sie bei der Insulintherapie beachten sollten

Sie sollten unbedingt an einer Schulung teilnehmen und sich genau an die Anweisungen halten, die Ihnen der Arzt gegeben hat. Wie ich bereits erwähnte, besteht Lebensgefahr, wenn zu viel Insulin in Ihrem Körper schwimmt.

Ihr Insulinbedarf kann schwanken: Er kann

- erniedrigt sein, wenn Sie Alkohol trinken, zu wenig essen, Durchfall oder Erbrechen haben,
- erhöht sein, wenn Sie eine Infektion durchmachen, Stress haben oder frisch operiert sind.

Insulin spritzen Sie sich am besten in das Unterhautfettgewebe rund um Ihren Bauchnabel. Alternative Stellen sind der Oberarm, die Oberschenkel oder der Po. Sie sollten die Stelle stets etwas variieren und nicht in denselben Bereich piksen. Dass sich manchmal leichte Verfärbungen an der Einstichstelle ergeben, ist normal. Nicht normal sind Entzündungen der Haut. Dann gehen Sie bitte sofort zu einem Arzt, es ist eine Verunreinigung der Einstichstelle eingetreten.

In ganz seltenen Fällen kann es zu einer Allergie kommen. Diese kann lokal begrenzt sein (was nicht weiter schlimm ist), in ganz seltenen Fällen kann die Allergie jedoch den ganzen Körper betreffen. Dann müssen Sie sofort zu einem Arzt. Insulin hat mannigfaltige Nebenwirkungen mit anderen Medikamenten. Wenn Sie Insulin spitzen, müssen Sie immer Ihren Arzt fragen, ob Sie ein neues Medikament nehmen dürfen. Das gilt auch für rezeptfreie Präparate oder Mittel, die auf den ersten Blick gar nicht als Medikament daherkommen.

Bei subkutaner Applikation kann Insulin die Poren des Kapillarendothels nur als Monomer, nicht aber als Hexamer oder Dimer ausreichend schnell passieren. Insulin liegt erst dann in monomerer Form vor, wenn die Gewebeflüssigkeit die Konzentration des injizierten Insulins 100.000-fach verdünnt hat. Daher ist die Resorption verzögert.[16]

Die Aktivierung des Phosphatidylionosistol-3-Kinase-Weges durch Insulin spielt bei der Alterung eine wichtige Rolle.[17]

So therapieren Sie Ihren Diabetes auf natürlichem Weg

Wenn Sie die richtigen Lebensmittel essen, Ihren Stress verringern und sich ab und an bewegen, wird Ihr Diabetes verschwinden.

Ein sehr großer Teil dieses Buches beschäftigt sich mit der Bekämpfung Ihres Diabetes auf natürlichem Weg. Das umfassende Kapitel „So therapieren Sie Ihren Diabetes auf natürlichem Weg“ ist in folgende Unterkapitel unterteilt:

- **Ernährung** (ab Seite 48)
- **Stressreduktion** (ab Seite 93)
- **Bewegung** (ab Seite 106)
- **Bedeutung der Psyche und des Unbewussten** (ab Seite 120)

Wenn Sie die Tipps aus diesen Kapiteln befolgen, werden Sie Ihren Diabetes besiegen.

Adäquate Nutrition, die Ausschaltung stresskonnektierter Noxen und aerobes Training stellen die Grundlage der Diabetestherapie dar. Die psychische Partizipation darf bei der Zielsetzung des Heilungserfolgs nicht außer Acht gelassen werden.

Ernährung: Essen Sie Ihren Diabetes weg

Sie können Ihren Diabetes durch kluge Ernährung besiegen. Das hat nichts mit einer Diät oder mit Diabetiker-Lebensmitteln zu tun. Sie werden lediglich die Nahrungsmittel austauschen, die Ihren Diabetes verursachen.

Viele Krankheiten werden in Verbindung mit einseitiger Ernährung genannt, zum Beispiel Gicht, Alzheimer, Herzinfarkt, Darmkrebs und Leberzirrhose. Bei all diesen Leiden ist ein wirklicher Beweis noch nicht erbracht worden. Ganz anders sieht es bei Diabetes aus. Hier ist die Sachlage eindeutig. Diabetes hat mit einer speziellen Ernährung zu tun. Mir ist ganz wichtig, dass Sie keine Diät halten müssen, um Ihren Diabetes zu besiegen – ganz im Gegenteil.

Wenn ein kerngesunder 20-jähriger Mann zu mir in die Praxis käme und fragen würde: „Herr Doktor, in spätestens 30 Jahren möchte ich stark übergewichtig sein, keine Kraft mehr haben und keine Lust auf Sex. Zudem möchte ich an Diabetes leiden. Was soll ich tun?“ Die Antwort auf diese Frage müsste lauten: „Essen Sie so viel Zucker, Weißmehl und schlechte Kohlenhydrate, wie Sie können. Viel Chemie im Essen wird Ihnen außerdem helfen, Ihre Ziele zu erreichen.“ Verstehen Sie, was ich sagen will?

Sie halten keine Diät, wenn Sie von Ihrer alten Ernährung abrücken. Sie verlassen lediglich Ihre alte, krankheitsförderliche Diät und essen wieder normal. Diäten sind für Ihren Körper ein Zumutung und führen über den Jo-Jo-Effekt zu einer Gewichtszunahme. Sie versuchen ja nicht für ein paar Wochen abzunehmen, sondern Ihr Leben lang Ihren Diabetes durch kluge Ernährung in Schach zu halten. Wenn Sie Ihren Diabetes auf natürlichem Weg therapieren wollen, stellt die Ernährung die

Grundlage dar. Sie können so viel Sport treiben, wie Sie wollen, und Ihren Stress nach Leibeskräften zurückdrängen: Wenn Sie Ihre Ernährung nicht ändern, wird Ihr Diabetes bleiben.

Die folgenden Punkte liefern Ihnen Handlungsanweisungen, damit Sie wieder gesund werden.

Grundlegende Begriffe zum Thema Ernährung

Vegetarier:

Vegetarier essen aus Achtung vor Tieren kein Fleisch. Sie meiden das Töten von Tieren. Ich habe dabei nie verstanden, warum Fische gegessen werden dürfen. Eine vegetarische Ernährung (auch ohne Fisch und Fleisch) ist problemlos das ganze Leben ohne Gesundheitsgefährdung einzuhalten.

Veganer:

Zum Fleisch- und Fischverzicht kommt der Verzicht aller Dinge hinzu, die von Tieren hergestellt werden (Eier, Käse, Milch, Honig etc). Echte Veganer verzichten sogar auf Lederschuhe. Vegane Ernährung führt immer zu einer Mangelversorgung, wenn sich der Veganer nicht hundertprozentig mit Lebensmitteln und ihren Inhaltsstoffen auskennt. Eine Mangelkrankheit kommt erst nach Jahren zum Vorschein, da unser Körper für manche Spurenelemente Speicher hat, die jahrelang gefüllt sind. Ich kann Ihnen eine vegane Ernährung daher nicht empfehlen.

Sogenannte Pudding-Vegetarier:

Das sind Menschen, die sich vegetarisch ernähren, aber sehr viele industriell hergestellte Produkte wie Schokolade, Limonaden und Kartoffelchips verzehren. Diese Ernährung ist nicht gesund.

Flexitarier:

Ein recht neuer Begriff. Er bezeichnet Menschen, die hauptsächlich vegetarisch leben, aber ein- oder zweimal in der Woche Fleisch essen. Früher hieß das „Mischkost mit reduziertem Fleischanteil". Dieser Begriff bezeichnet eine Ernährung, die bis vor ein paar Jahrzehnten als normal galt, wenn auch aus finanziellen Gründen. Die Ernährung eines Flexitariers ist im Prinzip eine diabetikergerechte Ernährung.

Kohlenhydrate:

Kohlenhydrate in der Nahrung werden von der Leber zu Zucker abgebaut. Sie sind der bedeutendste Energiespender unserer Nahrung. Da der Körper Zucker aber auch aus Eiweiß herstellen kann, ist eine kohlenhydratfreie Ernährung möglich.

Eiweiß:

Eiweiße werden auch Proteine genannt. Sie können aus tierischer oder pflanzlicher Quelle stammen. Wir brauchen Eiweiße für unsere Muskeln und den generellen Aufbau unserer Zellen. Eiweiß ist ein Energiespender. Ohne Eiweißaufnahme kann der Mensch nicht überleben.

Fette:

Fette sind ein Energiespender und bringen einige lebenswichtige Vitamine in den Körper. Es gibt tierische und pflanzliche Fette. Ohne die Aufnahme von Fett stirbt der Mensch.

Vitamine:

Vitamine können vom Menschen nicht hergestellt werden. Sie sind lebensnotwendig. Ohne Vitamine stirbt der Mensch. In gesunder Mischkost sind mehr als genug Vitamine enthalten. Niemand braucht Vitaminpräparate bei gesunder Kost. Bekannte Vitamine sind Vitamin C, Vitamin A, Vitamin E und Vitamin B_{12}.

Spurenelemente:

Spurenelemente sind zum Beispiel Kupfer, Eisen und Selen. Einige Spurenelemente müssen in verschwindend geringer Menge zugeführt werden, sodass schon das Atmen normal verstaubter Umgebungsluft dazu ausreicht. Der bekannteste Mangel an Spurenelementen betrifft das Eisen. Ohne Spurenelemente kann der Mensch nicht überleben.

Wasser:

Wir Menschen brauchen zwingend Wasser zum Überleben. Nach vier Tagen ohne Wasser tritt unweigerlich der Tod ein.

Ballaststoffe:

Ballaststoffe sind Fasern in pflanzlicher Kost, die wir Menschen nicht verwerten können. Sie verbleiben im Darm und führen zu einer verbesserten Ausscheidung. Insofern sind Ballaststoffe nicht lebensnotwendig, aber sehr hilfreich.

Die meisten Ärzte verbinden mit der Ernährungswissenschaft endlose Listen von empfohlenen Tagesdosen, Standardportionen und Broteinheiten.

Das rührt daher, dass die Ernährung des Menschen und seiner kommerziell gehaltenen Mit-Säuger bis vor Kurzem vor allem aus dem Blickwinkel der ursprünglich vorherrschenden ernährungsbedingten Mangelkrankheiten untersucht wurde. Nebenprodukte dieser reduktionistischen Strategie waren Kunstprodukte wie die noch immer populäre „Margarine“ sowie der von weiten Bevölkerungsteilen gehaltene Aberglaube, mit ein paar Vitaminzusätzen ließe sich eine „gesunde Ernährung“ erreichen.

Die Zahl adäquat ernährter Menschen ist rückläufig: Ca. 50 Prozent der Amerikaner sind übergewichtig. Weitere stark ernährungsabhängige Erkrankungen sind Adipositas, Diabetes Typ 2, Gicht, viele Magen-Darm-Erkrankungen und Osteoporose.[18]

Achten Sie auf gute Kohlenhydrate

Für den Diabetiker gute Kohlenhydrate werden langsam im Darm aufgenommen. Somit dauert es länger, bis Sie über die Leber in das Blut gelangen. Also steigt der Blutzucker nicht so schnell und nicht so stark. Folglich erreichen Sie mit guten Kohlenhydraten denselben Effekt wie mit einigen Medikamenten gegen Diabetes.

i

Diabetiker dürfen Kohlenhydrate essen, aber es müssen die richtigen sein. Wenn Sie die richtigen Kohlenhydrate zu sich nehmen, steigt Ihr Blutzuckerspiegel nicht so stark – Sie bekommen keine Heißhungerattacken. Gute Kohlenhydrate werden im Darm langsamer aufgenommen. Sie brauchen nicht so viel körpereigenes Insulin, um gute Kohlenhydrate abzubauen. Der Fachausdruck für die Qualität der Kohlenhydrate heißt „Glykämischer Index".

Gute Kohlenhydrate haben einen niedrigen Glykämischen Index. Bratkartoffeln haben zum Beispiel einen Glykämischen Index von 95 und Pellkartoffeln von 65. Deshalb sind Pellkartoffeln besser für Diabetiker geeignet.

Aber warum haben Bratkartoffeln einen so schlechten Glykämischen Index? In der Kartoffel sind viele Kohlenhydrate enthalten. Diese sind chemisch zu langen Ketten verbunden, sodass unser Darm relativ lange daran zu knabbern hat, bis die Kohlenhydrate aufgespalten sind, in die Leber transportiert werden und somit in das Blut gelangen. Wird die Kartoffel beim Braten oder in der Fritteuse sehr stark erhitzt, wird die lange Kette der Kohlenhydrate schon in der Kartoffel zerschlagen. Die Kohlenhydrate liegen kurzkettig vor und entsprechen somit fast Haushaltszucker. Deshalb steigt auch der Glykämische Index der Bratkartoffel an.

Glykämischer Index:

Wissenschaftler bestimmen die Auswirkung eines Lebensmittels auf den Blutzuckerspiegel mit dem Glykämischen Index. Traubenzucker hat einen Glykämischen Index von 100, dieser Wert dient als Referenz. Alle Nahrungsmittel werden in Relation zu Traubenzucker gesetzt. Je höher der Wert, desto stärker lässt das Lebensmittel Ihren Blutzucker ansteigen. Hier eine kleine Auswahl verschiedener Lebensmittel:

Lebensmittel	Glykämischer Index	Lebensmittel	Glykämischer Index
Bier (Export)	110	Ananas	65
Traubenzucker	100	Pellkartoffeln	65
Kartoffelchips	95	Vollkornreis	55
Bratkartoffeln	95	Trockener Wein	55
Weißbrot	95	Vollkornbrot	45
Limonade	95	Apfel	36
Cola	90	Linsen	28
Pommes	90	Zwiebeln	15
Weißer Reis	90	Erdnüsse	15
Ketchup	70	Wasser	0
Schokolade	70		

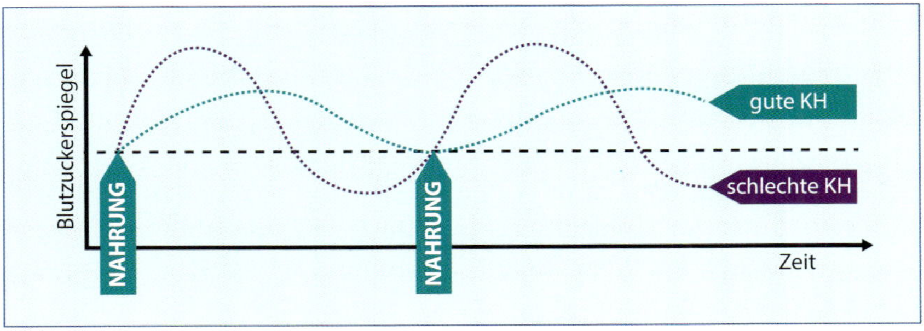

Blutzuckerspiegel bei schlechten und guten Kohlenhydraten (KH).

Diese Kohlenhydrate sollten Sie als Diabetiker essen:

- Vollkornmehl, Vollkornbrot, Vollkornpizza
- Salzkartoffeln, Pellkartoffeln
- Vollkornreis, Vollkornnudeln, Quinoa
- frisches Obst

Auf diese Kohlenhydrate sollten Sie verzichten:

- Zucker, Puderzucker, Honig, Agavendicksaft, Ahornsirup, alle beigefügte Süße
- weißes Mehl, Auszugsmehl
- Weißbrot, Baguette, Pizzateig, Brötchen, Semmel
- Bratkartoffeln, Pommes, Kroketten, Rösti, Chips, Flips
- weißen Reis, Nudeln
- Kuchen, Schokolade, Eis, Marmelade, Nussnugatcreme
- Ananas, Kompott

Die Schwierigkeit [Anm.: bei der Betrachtung des Glykämischen Indexes] besteht darin, dass hier nicht die Reaktion auf 50 Gramm eines Lebensmittels gemessen wird, sondern auf 50 Gramm Kohlenhydrate in diesem Lebensmittel. Eine Umrechnung auf eine definierte Gewichtsmenge des Lebensmittels ist ohne die Kenntnis des prozentualen Kohlenhydratanteils nicht möglich. Im Alltag ist der Wert des glykämischen Indexes oft wenig hilfreich. Nach Meinung der Kritiker muss neben dem Glykämischen Index auch die Gesamtmenge der aufgenommenen Kohlenhydrate beachtet werden. Die Glykämische Last (Abkürzung GL, englisch glycemic load) stellt eine Erweiterung des Glykämischen Indexes (teilweise auch Glyx genannt) dar. Unter Berücksichtigung der Kohlenhydratmenge ergibt sich aus dem Glykämischen Index die sogenannte Glykämische Last. Sie berücksichtigt zum jeweiligen GI-Wert auch die Kohlenhydratdichte der einzelnen Lebensmittel:

Glykämische Last = Glykämischer Index × Kohlenhydratdichte[19]

Für Sie als Diabetiker ist Zucker Gift

Vermeiden Sie Zucker, und Ihr Diabetes wird sich bessern oder gar verschwinden. Zucker lässt Ihren Blutzucker stark und schnell ansteigen. Als Diabetiker kommt Ihr Körper mit Zucker nicht klar. Ihre Werte bleiben schlecht, wenn Sie Zucker essen. Das Schöne daran: Sie sind nur gewöhnt an Zucker, ohne Zucker leben ist problemlos möglich. Nach einiger Zeit wird Ihnen Zucker nicht mehr schmecken.

Auch wenn es medizinisch vollkommen falsch ist, hilft die Vorstellung, Sie als Diabetiker hätten eine Allergie gegen Zucker. Jedes einzelne Zuckerkörnchen wird Ihren Diabetes aufflammen lassen.

Die Vorliebe für Süßes ist uns angeboren. Die Geschmacksrichtung „süß" ist in der Natur ein Signal, dass die Nahrung essbar ist (Beeren, Früchte, Obst). Sie dürfen und sollen als Diabetiker Früchte, Beeren und Obst essen, genauso wie von der Natur vorgesehen. Worin die Perversion der heutigen Zeit liegt, ist, dass wir alles völlig übersüßen. Wir benötigen Unmengen an Zucker, um dasselbe Glücksgefühl zu erreichen, was wir normalerweise durch den Genuss natürlicher Süße erlangen.

Ich erlebe es immer wieder, dass kleine Kinder ein leckeres Obst als Nachtisch einem überzuckerten künstlichen Pudding vorziehen. Bei kleinen Kindern ist das angeborene Empfinden der Geschmacksrichtung „süß" noch intakt. Nach einiger Zeit ändern sie ihre Vorliebe und entwickeln eine regelrechte Sucht auf gezuckerten Nachtisch. Mal ganz nebenbei bemerkt, zerstört Zucker die Zähne. Wir erkaufen uns die Sucht auf Zucker mit Karies und Diabetes. Zucker steht zudem im Verdacht, folgende Beschwerden auszulösen oder zu verstärken: Parodontose, Adipositas, Fettleber, Leberschäden, Depression, Bluthochdruck, Schlaganfall, Müdigkeit, Antriebslosigkeit, Blähungen, Durchfall, Verstopfung, Haarausfall, Hautkrankheiten, Pilzbefall, Menstruationsbeschwerden, Nervosität, Schlafstörungen und Konzentrationsschwäche.[20]

Es gibt für mich heute nur eine Begründung, Zucker aufzunehmen: Der insulinpflichtige Diabetiker gleitet in eine lebensbedrohliche Unterzuckerung ab. Ansonsten ist Zucker überflüssig oder schädlich. Bis vor Kurzem lohnte es sich, mit Zucker Lebensmittel haltbar zu machen (z. B. Einkochen). In heutiger Zeit, da fast alle Waren stets frisch zu kaufen sind, fällt diese Begründung weg.

So viel Zucker steckt in diesen Lebensmitteln

Getränke	Zuckerwürfel
1 Glas Hohes C Orange mit Kalzium, 200 ml	6,0
1 Flasche Naturkind Karottensaft, 500 ml	3,0
1 Flasche Frucht-Buttermilch von Müller, 500 ml	22,0
1 Flasche fettarmer Trinkjoghurt von Good Milk, 500 ml	22,3
1/2 Flasche Coca-Cola, 500 ml, 53 g Zucker	17,7
1 Glas fettarme Milch von Bärenmarke, 200 ml	3,3
1 EL Nestlé Nesquik Kakaopulver	6,3
1 Glas Fanta Orange, 250 ml	8,0
1 Becher mittlere Größe Starbucks heiße Schokolade mit Sahne	9,5
Red Bull, 250 ml	9,2
1 Flasche Volvic Orange, 1,5 l	12,0
1 Glas Nescafé frappé, 200 ml	7,3
Bubble Tea, 500 ml	30,0
Innocent Brombeere, Erdbeere Smoothie, 250 ml	9,2
1 Flasche Biozisch von Voelkel, 0,33 l	9,3
1 Glas Hohes C Orange, 200 ml	6,0
Soya-Milch von alpro soya, 200 ml	1,7

Speisen	Zuckerwürfel
Hilcona Tortelloni mit Tomaten und Mozzarella, 200 g	2,0
1 Portion Pfirsiche aus der Dose, 200 g	10,2

Speisen (Fortsetzung)	Zuckerwürfel
1 Schälchen Kellog's Smacks, 30 g	4,3
1 Schälchen Nestlé Clusters, 30 g	2,0
„Du darfst" Geflügelsalat, 100 g	2,8
Schälchen Vitalis Früchte-Müsli, 40 g	3,2
Weight Watchers Gulaschsuppe, 400 ml	2,4
Heinz Baked Beans in Tomatensoße, 207 g	3,4
1 EL Ferrero Nutella, 15 g	2,8
Rotes Cremiges Curry von Uncle Ben's, 400 g	6,3
Müller Milchreis Vanille, 200 g	7,3
Apfelkompott von Spreewaldhof, 360 g	52,0
1 Becher Maggi 5 Minuten Terrine	2,7
1 EL Heinz Tomato Ketchup	1,3
Maggi Topfinito Bauerntopf, 380 g	1,9
Spirli-Nudeln von Erasco, 400 g	3,0
1 Becher Actimel, 100 g	3,5
3 EL Salat- Mayonnaise	1,0
1 Brandt-Zwieback	1,3
1 McDonald's Fischburger	1,0
Naturkind Kirschkonfitüre, 350 g	61,2
Mark Brandenburg Mango-Joghurt, 200 g	10,7
1 Currywurst von Meica, 120 g	3,7

Snacks/Süßigkeiten	Zuckerwürfel
1 Riegel Yogurette, 12,5 g	2,3
1 Corny Müsliriegel nussvoll	2,2
Haribo Goldbären, 100 g	15,2
Bio Gut & Gerne Fruchtbärchen, 100 g	18,8
XOX Naturell Apfelchips, 25 g	6,0
1 Riegel Mars, 45 g	9,6
5 Vollkornkekse von Leibniz	2,6
Pringles Paprika, 190 g	2,4
Ben & Jerry's Apple Pie Eiscreme, 250 ml	21,6

Quelle: Online-Artikel der BILD-Zeitung[21]

Diese Liste könnten Sie nach Belieben weiterführen. Im Internet und in zahlreichen Ratgebern finden Sie den Zuckergehalt von jedem erdenklichen Lebensmittel. Ich möchte auf einige Besonderheiten bezüglich des Zuckergehalts etwas näher eingehen.

Beachten Sie diese Besonderheiten zum Zuckergehalt

- Lebensmittel, die einen schönen Namen tragen, enthalten deswegen nicht weniger Zucker. Vergleichen Sie in obiger Liste einmal „Biozisch“ mit „Fanta“ oder „Haribo Goldbären“ mit „Bio Gut & Gerne Fruchtbärchen“. Auch im Bioladen finden Sie Lebensmittel, die geradewegs Zuckerbomben darstellen.
- Haben Sie bemerkt, wie unfassbar viel Zucker in Bubbletea enthalten ist? In einem Liter Bubbletea befinden sich 60 Stück Würfelzucker.
- In fast jeder Knabberei und jedem Fertigessen steckt Zucker.

Erst Ende des Jahres 2016 tritt ein Gesetz in Kraft, das vorschreibt, dass die tatsächliche Menge des Zuckers auf jedem Lebensmittel angegeben werden muss.

Diese Zuckereinteilungen gibt es

Zuckerarm: Getränke mit weniger als 2,5 g Zucker in 100 ml Flüssigkeit oder Nahrung mit weniger als 5 g Zucker in 100 g Gesamtmasse.

Zuckerreduziert: Das Lebensmittel enthält 30 Prozent weniger Zucker als der Durchschnitt vergleichbarer Produkte. In Produkten, die sehr viel Zucker enthalten, kann somit immer noch ein hoher Zuckeranteil enthalten sein.

Ohne Zucker: Diese Bezeichnung bezieht sich nur auf Ein- und Zweifachzucker (Haushaltszucker, Fruktose, Glukose, Laktose, Maltose). Hiervon dürfen unter 0,5 g in 100 ml oder 100 g Lebensmittel enthalten sein.

Es gibt also viele Fallen, in die Sie als Diabetiker tappen können, wenn Sie versuchen, Zucker zu vermeiden. Ich komme im Folgenden noch auf Süßstoff zu sprechen. Süßstoff ist immer Chemie, auch wenn er im ersten Moment als natürlicher Stoff daherkommt. So kann mein dringender Appell an Sie nur lauten, dass Sie konsequent auf zugesetzte Süße verzichten. Nur so kann sich Ihr normales Geschmacksempfinden wieder entwickeln.

Was Sie über Stevia wissen sollten

Steviablätter sind bis zum heutigen Tag nicht als Lebensmittel zugelassen. Es ist der süßende Inhaltsstoff, der zugelassen ist. Dieser wird durch komplizierte chemische Verfahren aus der Pflanze gewonnen. Die Grenze zwischen natürlichem und chemikalischem Stoff verschwimmt.

Den meisten Leuten schmeckt Stevia nicht so gut wie Zucker. Meist klagen die Testesser über einen bitteren Nachgeschmack. Es gibt zahlreiche Produkte, die trotz einer Zugabe von Stevia gleichzeitig Zucker enthalten. Sie müssen bei Steviaprodukten aufmerksam die Zutatenliste studieren.

Verzichten Sie komplett auf künstliche Süßung von Lebensmitteln. Nach ein paar Wochen macht Sie eine reife Apfelsine genauso glücklich wie zuvor ein völlig übersüßter Bubbletea. Auch die Weltgesundheitsorganisation rät Menschen, die gesund leben wollen, ihren Zuckerkonsum drastisch einzuschränken.[22]

Und leider ist die ganze Sache mit dem Zucker in all seinen Spielarten für uns Diabetiker noch komplizierter. Manche Zuckerarten werden unter Zuhilfenahme von Insulin in die Zellen aufgenommen, andere passieren die Zellwand einfach so. Eben weil das so undurchschaubar ist, rate ich Ihnen allein aus Bequemlichkeit, ganz auf künstliche Süßung zu verzichten.

Sie müssten all die Zuckerarten der folgenden Tabelle kennen, um Ihre Medikamente danach zu bemessen (Tabelle nach[23]):

Welche Zuckerarten für Diabetiker geeignet sind

Zuckerart bzw. Süßstoff	diabetiker-geeignet?
Glukose	nein
Fruktose	ja
Galaktose	ja
Saccharose (Haushaltszucker)	nein
Maltose	nein
Laktose	ja
Dextrin	nein
Dextrose	nein
Maltodextrin	nein
Isolierte Stärke	nein
Isoglukose	nein

Zuckerart bzw. Süßstoff	diabetiker-geeignet?
Glukosesirup	nein
Sorbit	ja
Mannit	ja
Xylit	ja
Isomalt	ja
Maltit	ja
Lactit	ja
Saccharin	ja
Cyclamat	ja
Aspartam	ja
Acesulfam	ja
Thaumatin	ja

Zucker, auch Industriezucker, weist eine nicht zu unterschätzende Suchtkomponente auf. Da Zucker aufgrund der im Gehirn stattfindenden Serotonin-Produktion beruhigend wirkt, gelten gestresste Personen als besonders gefährdet. Frauen, die generell einen niedrigeren Serotoninspiegel als Männer haben, gelten ebenfalls als gefährdet. Teilweise kann Zucker als Antidepressivum wirken und wird somit auch häufig von depressiven Personen konsumiert. Laut einer Studie der Princeton University[24] zieht der regelmäßige Zuckerkonsum Veränderungen im Gehirn nach sich – ähnlich wie auch bei der Kokain- oder Morphinabhängigkeit. Im Experiment mit Ratten zeigten die Tiere starke Entzugserscheinungen bei der Wegnahme des Zuckers: Die Ratten wurden ängstlich und begannen mit den Zähnen zu klappern. Sie reagierten auf sonst wirkungslose Aufputschmittel hyperaktiv und griffen zu Ersatzdrogen. Als der Zucker wieder verfügbar war, verschlangen sie wesentlich größere Mengen als vor dem Entzug.[25]

Vollkorn ist im Kampf gegen Diabetes super

Kaufen Sie Roggenvollkornbrot vom Biobäcker, das unbedingt mit Natursauerteig hergestellt sein sollte. Natursauerteig ist sehr gesund. Bei Nudeln und Reis sollten Sie 100-Prozent-Vollkornprodukte wählen.

i

Machen Sie sich die Mühe, im Kleingedruckten nachzulesen, ob wirklich 100 Prozent Vollkorn verwendet wird. Sehr oft sieht Brot nach Vollkorn aus, enthält aber nur wenig Vollkornmehl oder besteht im schlimmsten Fall aus mit Chemie gefärbtem Weißmehl. Vor allem in südlichen Ländern ist Letzteres ein wirkliches Problem. Ich empfehle Ihnen, Ihr Brot bei einem echten Biobäcker zu kaufen. Hier können Sie sicher sein, dass das Brot wirklich handgemacht und ohne Zusätze ist. Dafür ist es deutlich teurer als abgepacktes Brot vom Discounter, aber das ist es wirklich wert.

Das gesündeste Brot stellt Roggenvollkornbrot mit Natursauerteig dar. Brotbacken ist eine Wissenschaft für sich, ich möchte Ihnen lediglich skizzieren, warum Roggenvollkornbrot mit Natursauerteig so gesund ist. Eigentlich können wir Menschen Korn vom Feld nicht essen. Die Kuh hingegen kann Korn essen, Gras stellt die gesündeste Ernährung für eine Kuh dar. Die Kuh hat mehrere Mägen, in einem dieser Mägen wird das Gras vorverdaut. Sonst könnte auch die Kuh kein Gras vertragen. Ähnliches geschieht durch den Natursauer beim Roggenbrot. Der Natursauer verdaut sozusagen die für uns Menschen nicht verdaulichen Teile im Roggen. Deswegen ist Natursauerteig so gesund für uns Menschen. Mit künstlichem Sauerteig klappt das nicht ganz so gut, doch ist er wesentlich billiger. Raten Sie mal, zu welchem Teig die Industrie gerne greift?

Deswegen müssen Sie den kleinen idealistischen Biobäcker um die Ecke aufsuchen. Eine gute Biobäckerei sollte Ihnen auch einen Umweg wert sein. Brot lässt sich gut einfrieren. Ich habe stets und überall etwas Vollkornbrot dabei. So kann ich niemals gezwungen sein, schlechte Kohlenhydrate zu essen, wenn ich unterwegs Hunger bekomme.

> In einem guten Roggenvollkornbrot mit Natursauerteig finden Sie lediglich folgende Zutaten: Roggen, Wasser und Salz.

Wenn Sie beim Brot nur auf den Preis achten, bekommen Sie keine diabetikergeeignete Ware. Mal abgesehen davon, dass Sie außerhalb einer Biobäckerei fast niemals echtes Vollkorn erhalten, müssen Sie um die folgenden Wahrheiten wissen: Das deutsche Lebensmittelrecht befreit die deutschen Bäcker von einer Kennzeichnungspflicht fast aller Zusätze. So verspeisen die Deutschen jahraus, jahrein zigtausend Tonnen Chemikalien, ohne davon zu ahnen.

Beispiele von gern benutzten Chemikalien beim „Bäcker an der Ecke“:

Emulgatoren: Emulgatoren machen den Teig dicker und besser zu verarbeiten.

Phosphate: Phosphate bestimmen die Dicke der hübschen Luftlöcher im Teig.

Färbemittel: Färbemittel lassen Weißbrot nach Vollkornbrot aussehen.

Lipoxygenasen: Lipoxygenasen lassen Toastbrot ganz weiß werden.

Enzyme: Enzyme haben viele Aufgaben, sie lassen beispielsweise den Teig weich werden.

Aroma: Aroma verstärkt den beliebten Brötchenduft.

In den neuerdings aus dem Boden schießenden Selbstbedienungstheken für Backwaren finden Sie hin und wieder die Zutaten abgedruckt. Ich habe zur Aufklärung einmal zwei alltägliche Backwaren aufgelistet, bitte beachten Sie den zugesetzten Zucker und die Chemie:

Weizen-Baguette:

Weizenmehl, Hefe, Wasser, jodiertes Speisesalz, Backmittel: Weizenmehl, Hefe, Verdickungsmittel, Weizenmalzmehl, Natursauerteig, Säureregulator (Dinatriumphosphat, Emulgator, Weizenkleber, Traubenzucker, pflanzliches Öl, Mehlbehandlungsmittel (Ascorbinsäure), Enzyme)[26]

Nougatcreme-Berliner:

Weizenmehl, Eier, Hefe, Wasser, Nougatfüllung: Zucker, Schokolade (Kakaobutter, Kakaomasse, E 322 (Sojalecithin), Aroma), Mandeln, pflanzliches Öl, Weizenmehl, Vollmilchpulver, Butterfett, Margarine, Salz, Milchsäure, Farbstoff: Carotine, E 471 (Mono- und Diglyceride von Speisefettsäuren), Gerstenmalz, Sorbit, Kuchenbackmittel: Süßmolkenpulver, E 471 (Mono- und Diglyceride von Speisefettsäuren), E 472e (Mono- und Diacetylweinsäureester von Mono- und Diglyceriden von Speisefettsäuren), Zucker, Weizenstärke, jodiertes Speisesalz, pflanzliches Öl, Weizenkleber, pflanzliches Fett, Aroma, Ascorbinsäure, E 920 (Cystein, Cysteinhydrochlorid), Enzyme, Zuckerglasur, Dekor (mit Farbstoff)[27]

Bevorzugen Sie komplexe Kohlenhydrate wie Vollkorn.[28] Kohlenhydrate, die in der Vorackerbauzeit als Lebensmittel genutzt wurden, stammten im Wesentlichen aus Wurzeln, Samen und Früchten. Getreidekörner gehörten kaum zu dieser Ernährungsweise. Der natürliche Einschluss von Stärke und Zucker innerhalb der unzerstörten Pflanzenzellwände (z. B. Ballaststoffe) im rohen oder nur leicht zubereiteten Lebensmittel ist typisch für diese Ernährungsweise und führt nach der Verdauung zu einer verzögerten Glukosefreisetzung.[29]

Essen Sie keine Chemikalien

Es geht nicht um die Chemikalien, die als Verschmutzung in unserer Welt in fast allen Lebensmitteln auftauchen. Dagegen können wir in der heutigen Zeit leider nichts tun. Essen Sie aber niemals Chemie, die von den Herstellern absichtlich der Nahrung zugesetzt wird. Chemie im Essen erhöht Ihren Appetit, und Sie verlieren den Geschmack für gesundes chemiefreies Essen.

Sämtliche der Nahrung zugesetzte Chemie hat viele Vorteile: für die Hersteller. In letzter Konsequenz dient die Chemie immer dazu, den Herstellern einen größeren Gewinn zu verschaffen. Ihrer Gesundheit dienen diese Stoffe niemals, bestenfalls werden Sie nicht oder nicht sofort krank von diesen Chemikalien.

Kein Mensch würde freiwillig Chemikalien mitessen, wenn er konkret sehen würde, wie ein Arbeiter sie in sein Essen schüttet. Da heutzutage aber sehr viele Lebensmittel in Fabriken hergestellt werden und dann hübsch verpackt in den Supermarkt gelangen, müssen Sie als Verbraucher sich die Mühe machen, auf dem Kleingedruckten die Zutatenliste zu entziffern. Chemikalien in Lebensmitteln haben verschiedene Aufgaben, ich möchte auf die wichtigsten Lebensmittelzusätze eingehen:

Geschmacksverstärker

Die wichtigste Frage vorweg: Warum müssen Sie den Geschmack verstärken? Doch nur weil das Essen sonst nicht schmeckt. In fast jeder industriell gefertigten Nahrung finden Sie Geschmacksverstärker. So können die Hersteller billigere Zutaten verwenden. Ihnen schmeckt es dank Geschmacksverstärker trotzdem, und die Firmen erzielen einen höheren Gewinn. Der bekannteste Geschmacksverstärker ist das Glutamat, auch Mononatriumglutamat genannt. Weitere Geschmacksverstärker sind: Hefeextrakt, Aroma, Würze, Würzstoff, Würzmittel und Trockenmilcherzeugnisse. Auch hinter den Nummern E 620, E 621, E 623, E 624 und E 625 verstecken sich Geschmacksverstärker. Leider ist es den Herstellern erlaubt, vorne auf der Packung in fetten Buchstaben mit der Aufschrift „Ohne Zusatz von künstlichen Geschmacksverstärkern" zu werben. Im Kleingedruckten finden Sie dann trotzdem als Zusatz z. B. den Hefeextrakt. Denn dieser gilt als natürlicher Geschmacksverstärker.

In diesen Produkten finden Sie fast immer Geschmacksverstärker:

- Fertigsuppen und Soßen
- Knabbereien wie Chips und Erdnüsse, vor allem „pikant gewürzt"
- Döner, Gyros und Soßen im Imbiss
- Knackwürstchen
- Brühwürfel und Würze
- Fertigmenüs und Gerichte in Dosen

Süßstoffe:

Die relativ teuren Süßstoffe werden in der Schweinemast statt des billigeren Zuckers eingesetzt. Das tun die Schweinezüchter mit Sicherheit nicht, damit die Schweine Gewicht abnehmen. Medizinische Studien mit der Teilnahme von über 75.000 Frauen zeigten, dass diejenigen Frauen zunahmen, die Süßstoffe benutzten.[30] Es gibt Süßstoffe, die zigtausendmal süßer sind als normaler Zucker. Wie soll unser Körper mit solchen Chemie-Bomben klarkommen?

Die wichtigsten Süßstoffe sind Saccharin, Cyclamat, Aspartam und Acesulfam. Für Sie als Diabetiker ist es wichtig, dass Sie Ihre Sucht auf Süßes ablegen. Deshalb müssen Sie Süßstoffe vermeiden. Ist Ihre Ernährung umgestellt, reicht Ihnen die normale Süße von Obst völlig aus. Sie werden ebenso glücklich sein wie zuvor mit Unmengen Zucker und Süßstoff.

In diesen Produkten finden Sie Süßstoffe:

- Light-Produkte
- Produkte, die als „zuckerfrei" beworben werden
- Diabetiker-Produkte
- Streusüße
- Produkte, die „mit Süßungsmittel" gekennzeichnet sind

Im Folgenden nenne ich Ihnen die Zutatenliste eines als „zuckerfrei" beworbenen Kaugummis. Sie erkennen, dass Sie statt Zucker unglaublich viel Chemie essen. Diabetiker müssen außerdem abschätzen, welche Kohlenhydrate anzurechnen sind und welche nicht. Das alles bedeutet für Sie Stress und Ärger. Machen Sie sich das Leben einfach, und verzichten Sie konsequent auf Zuckeraustauschstoffe.

Zutatenliste eines zuckerfreien Kaugummis

Sorbit, Kaumasse, Erythrit, Feuchthaltemittel Glycerin, Mannit, Aromen, Säuerungsmittel, Citronensäure, Apfelsäure, Farbstoff, Anthocyane, Säuerungsmittel, Fumarsäure, Süßstoffe, Sucralose, Acesulfam K, Emulgator, Sojalecithin, Antioxidationsmittel BHA (kann bei übermäßigem Verzehr abführend wirken).[31]

Antioxidationsmittel:

Wenn Sie einen aufgeschnittenen Apfel mit Zitronensaft beträufeln, wird der Apfel nicht so schnell braun. Der Apfel oxidiert nicht so schnell mit dem Sauerstoff in der Luft. Der Zitronensaft wirkt als natürliches Antioxidationsmittel. In der Lebensmittelindustrie werden sehr gerne künstliche Antioxidationsmittel eingesetzt. Besonders fetthaltige Lebensmittel oxidieren schnell und enthalten oft Antioxidationsmittel. Künstlich hergestellte Antioxidationsmittel können bei einigen Menschen eine Allergie auslösen. Wenn ein Antioxidationsmittel in einem Lebensmittel enthalten ist, muss es immer als solches auf der Zutatenliste vermerkt sein.

In diesen Produkten finden Sie Antioxidationsmittel:

- Kaugummi
- Öle
- Fette
- Backmischungen
- Tütensuppen
- Knabbereien

Farbstoffe:

Wie der Name sagt, sollen Farbstoffe Nahrungsmittel einfärben. Farbstoffe lassen die Margarine orange, den Käse gelb und manche Produkte für Kinder absurd bunt erscheinen. Es gibt künstliche und natürliche Farbstoffe. Die naturidentischen Farbstoffe sind ebenfalls künstlich, entsprechen aber chemisch dem Original. Einige Farbstoffe können bei Kindern das sogenannte ADHS-Syndrom auslösen (Aufmerksamkeitsdefizit-/Hyperaktivitätsstörung, eine Verhaltensstörung). Hier muss auf der Packung der Zusatz „Kann Aktivität und Aufmerksamkeit bei Kindern beeinträchtigen" aufgedruckt sein. Ich bitte Sie, solche Produkte Ihren Kindern nicht zum Naschen zu geben. Insgesamt entwickelt einer von zehntausend Konsumenten nach dem Verzehr von Farbstoffen Symptome wie Hautrötungen oder Atembeschwerden. Farbstoffe finden Sie heutzutage in fast aller industriell hergestellten Nahrung. Es gibt ungefähr 40 verschiedene zugelassene Farbstoffe. Von jedem Farbstoff existiert eine zugelassene Tageshöchstdosis, die Sie verzehren dürfen. Ganz genau weiß aber niemand, wie die einzelnen Farbstoffe in der Langzeitbeobachtung wirken.

Aromen:

Es gibt über 2.500 verschiedene Aromen. Aromen werden verwendet, um Geld zu sparen. Ein Himbeeraroma für 6 Cent peppt den Geschmack von 100 Kilogramm Jogurt auf. Gleiches mit echten Himbeeren zu erreichen, würde 30 Euro kosten.[32] Aromen regen Sie dazu an, über Ihren

Appetit zu essen, Sie werden dicker. Aromen führen zu einer Verschiebung Ihres Geschmacksempfindens. Natürliche Nahrungsmittel schmecken dann fad. Das stellt besonders für Kinder ein Problem dar, da die Kinder den Geschmack für ihr ganzes Leben erlernen. Wenn Aromen die Früchte ersetzen, fehlen die Vitamine und Lebensstoffe aus den frischen Früchten. Aromen werden heute sehr oft mit Gentechnik hergestellt. Bakterien stellen die Aromen her, die wir aus der Natur von Früchten kennen. Sie können zwischen folgenden Bezeichnungen unterscheiden:

Natürliches Erdbeeraroma. Hier stammt das Aroma wirklich aus echten Erdbeeren. Nur das Wort „natürliches" und der konkrete Zusatz des Geschmacks (z. B. Himbeere, Erdbeere, Vanille etc.) zeigen Ihnen, dass es ein natürlich gewonnenes Aroma ist.

Natürliches Aroma. Dieses Aroma entspricht chemisch dem Original-Aroma. Es kann aber aus gentechnisch veränderten Bakterien oder einem Schimmelpilz gewonnen werden.

Künstliches Aroma. Chemisch hergestelltes Aroma, für das es in der Natur gar kein Vorbild gibt.

Aroma. Das Aroma ist im Labor hergestellt, sonst würden die Hersteller eine andere Bezeichnung wählen.

Konservierungsstoffe:

Konservierungsstoffe verlangsamen den Verderb von Nahrungsmitteln, indem sie das Wachstum von Schimmelpilzen und Bakterien hindern. Das Lebensmittel kann länger verkauft werden. Es existieren Mittel und Wege, ein zugegebenes Konservierungsmittel nicht in der Zutatenliste anzugeben. Wenn ein Konservierungsstoff hinzugefügt wird, der gleichzeitig auch ein Aroma ist, braucht er nicht als Konservierungsstoff deklariert zu werden. Oder das Konservierungsmittel steckt schon in zuvor konservierten Zutaten. Einige Konservierungsstoffe sind: Benzoesäure, Biphenyl, Borsäure, Calciumbenzoat, Calciumbisulfit, Calciumdisulfit, Kaliumnitrat, Kaliumnitrit und Schwefeldioxid.

In diesen Produkten finden Sie Konservierungsstoffe:

- Limonaden, Fruchtsaftgetränke
- Fischprodukte aller Art
- Schnittbrot, Backwaren
- Margarine
- Trockenfrüchte
- Zitrusfrüchte
- Trockengemüse
- Salate
- Salatsoßen

Es besteht keine hundertprozentige Sicherheit, wie sich alle Konservierungsstoffe auf lange Sicht im menschlichen Körper verhalten. Vor allem kann niemand die Wechselwirkungen mit anderen Stoffen übersehen. Einige Konservierungsstoffe sind erst nach jahrelanger Zulassung wieder verboten worden. Thiabendazol galt früher als Konservierungsstoff, heutzutage nur noch als Pestizid. Ameisensäure wurde ebenfalls verboten.

Doch selbst wenn Sie sich als aufgeklärter, gebildeter und interessierter Endverbraucher wirklich die Mühe machen, im Supermarkt alle Verpackungen durchzulesen, lässt der Gesetzgeber Sie im Stich. Sie können sich niemals wirklich sicher sein, was Sie essen und trinken, wenn Sie fertige Nahrungsmittel kaufen.

Per Gesetz gibt es große Schlupflöcher, die von den Unternehmen natürlich hemmungslos ausgenutzt werden. Niemand gibt freiwillig Zeugnis ab über unbequeme Wahrheiten. Ein kleiner Überblick über Fachbegriffe aus dem Lebensmittelrecht soll etwas Licht ins Dunkel bringen:

Zutaten

Die Zutatenliste finden Sie auf jedem verpackten Lebensmittel. Das ist in Deutschland gesetzlich vorgeschrieben. Die Zutatenliste listet die Zuta-

ten im Lebensmittel nach ihrem Gewichtsanteil auf. Besteht ein Kilogramm eines Lebensmittels aus 980 g Wasser, 17 g Zucker, 2 g Kirschen und 1 g Kirscharoma, dann würden Sie folgende Zutatenliste auf diesem Produkt finden:
»Wasser, Zucker, Kirschen, Kirscharoma«

Besteht ein Kilogramm eines Lebensmittels aber aus 480 g Wasser, 470 g Zucker, 40 g Kirschen und 10 g Kirscharoma, dann würden Sie folgende Zutatenliste auf diesem Produkt finden:
»Wasser, Zucker, Kirschen, Kirscharoma«

Sie bemerken es sofort: Eine ausführliche Auskunft gibt die selbst die Zutatenliste nicht.

Achtung!

- Unverpackte Ware (z. B. an der Wursttheke) muss gar nicht gekennzeichnet werden. Sie wissen nicht, was in der Salami an der Wursttheke drin ist!
- Auf Spirituosen muss keine Zutatenliste vermerkt sein. In vielen Likören schlummert ebenso viel Zucker wie in Cola und Limonade.

Zusatzstoffe

Der Gesetzgeber unterscheidet zwischen Zutat und Zusatzstoff. Ein Zusatzstoff wird dem Nahrungsmittel absichtlich zugeführt, ist allein aber kein Nahrungsmittel. Ein Zusatzstoff dient dazu, das Nahrungsmittel zu verändern. Zusatzstoffe sollen unter anderem die Oxidation (das Unansehnlichwerden) der Speisen verhindern. Zusatzstoffe können Vitamine sein. Zusatzstoffe werden beigefügt, um die Farbe, die Festigkeit oder die Fließeigenschaften zu verändern.

Problem: Auf Chips und anderen Lebensmitteln finden Sie vorne auf der Packung in dicken Buchstaben die Aussage „Ohne den Zusatzstoff ‚Geschmacksverstärker'". Das hört sich toll an, bedeutet jedoch gar nichts, denn der Geschmacksverstärker ist bereits als Zutat im Produkt.

Nichtinhaltsstoffe (Nichtzutaten)

Nichtinhaltsstoffe sind Chemikalien, die von der Industrie zwingend benötigt werden, um ein Produkt in großen Mengen herzustellen. Wenn Sie dasselbe Produkt zuhause herstellen würden, bräuchten Sie diese Chemikalien nicht.

Laut Gesetz gehören diese Stoffe nicht zum Inhalt des Lebensmittels und müssen somit in keiner Zutatenliste auftauchen. Diese Chemikalien werden bei der Herstellung in das Lebensmittel gegeben, doch sie gelten trotzdem nicht als Inhalt. Das versteht der Gesetzgeber unter Nichtinhaltsstoffen! Ich möchte Ihnen verdeutlichen, worum es geht.

Stellen Sie sich vor, Sie kochen Erbsen zu Hause im Topf. Es kommt dabei immer der Moment, in dem die Erbsen überkochen – es sei denn, Sie stehen brav neben dem Herd und passen auf. Dies in industriellem Maßstab zu tun, wäre sehr aufwändig und teuer. Viel einfacher geht das mit Chemikalien. Diese Chemikalien sind ein klassischer „Nichtinhaltsstoff".

Bei der Brotherstellung kommen zahlreiche Nichtinhaltsstoffe zur Anwendung. Wenn in der Brotindustrie Unmengen Teig in riesigen Maschinen und Öfen verarbeitet werden, gelten andere Gesetzmäßigkeiten, als wenn Sie das zu Hause mit Ihren Händen und in Ihrem Backofen tun. Technische Probleme in Großbäckereien werden mit Chemikalien beseitigt. Alle diese Stoffe sind rein technisch notwendig und deshalb per Gesetz ein Nichtinhaltsstoff. Sie werden niemals auf einem Etikett lesen, dass Ihr Bier unter Verwendung von Polyvinylpolypyrrolidon hergestellt wurde, dass Leichtbenzin in der Produktion Ihres Speiseöls Verwendung fand oder dass Dimethydicarbonat in Ihrer Limonade steckte. Das alles sind Nichtinhaltsstoffe.

Ganz allgemein liegt den Herstellern natürlich daran, die Anwesenheit von Chemikalien zu vertuschen. Denn die Hersteller wissen, dass der Kunde lieber ein Produkt wählt, dessen Zutatenliste sich liest, als käme es ohne Chemikalien daher. Also werden den Chemikalien einfach neue Namen gegeben. Das ist rechtlich einwandfrei. Und so lesen Sie „Hefeextrakt" statt „Glutamat" oder „Ascorbinsäure" statt „Ascorbylpalmitat".

Sie müssen sich also die Mühe machen, das Kleingedruckte auf den Verpackungen zu lesen. Wenn Sie das jedoch einmal im Supermarkt getan haben, werden Sie feststellen, dass fast alle fertigen Nahrungsmittel in Verpackungen mit Chemie versetzt sind – von den Nichtinhaltsstoffen ganz zu schweigen. Einfacher ist es, gleich ganz auf fertige Nahrungsmittel zu verzichten sowie schnell, simpel und lecker zu Hause zu kochen. Glauben Sie mir, wenn Sie sechs Wochen auf eine chemikalienfreie Ernährung achten, sind Ihre Geschmacksnerven zu Ihrem angeborenen, natürlichen Empfinden zurückgekehrt. Mit Chemikalien versetzte Nahrung stellt für Sie dann keine Alternative mehr dar, Sie wollen keine Chemikalien mehr essen. Und ohne Chemikalien im Essen werden Sie einfach so abnehmen. Ohne Zauberei, ohne Qual.[33, 34, 35]

Lebensmittelzusatzstoffe werden häufig mit der Entstehung von folgenden Krankheiten in Verbindung gebracht. Krebs, Alzheimer, Knochenschäden, Zahnschäden, ADHS und China-Restaurant-Syndrom. Aus Nitraten und Nitriten (E 249, E 250, E 251, E 252) entstehen im Zusammenspiel mit Eiweißbausteinen (Aminen) so genannte Nitrosamine. Sie zählen zu den stark krebserregenden Stoffen und zeigten sich im Tierversuch als schädlich für Leber und Erbgut. Von Beta-Carotin (E 160a) ist bekannt, dass die Aufnahme großer Mengen der isolierten Vitamin-A-Vorstufe bei Rauchern das Risiko für Lungenkrebs erhöht. Studienergebnisse weisen darüber hinaus darauf hin, dass isoliertes Beta-Carotin bei Rauchern mit bestehenden Herzkrankheiten das Risiko für Herz-Kreislauf-Erkrankungen noch erhöht. Immer wieder steht der Süßstoff Aspartam (E 951) im Verdacht, an der Entstehung von Krebserkrankungen beteiligt zu sein. In den USA ist Cyclamat (E 952) seit 1969 verboten, nachdem Tierversuche nahelegten, der Süßstoff sei krebserregend. Im Falle von Saccharin (E 954) legten Fütterungsversuche an Ratten einen Zusammenhang zur Entstehung von Blasenkrebs nahe. Aluminium steht im Verdacht, an der Entstehung der Alzheimerschen Krankheit beteiligt zu sein.[36]

Hülsenfrüchte: Ihr Joker bei der Ernährungsumstellung

Hülsenfrüchte sind Erbsen, Bohnen, Linsen, Sojabohnen und Tofu. Sie sättigen ungemein, sind lecker und billig. Je mehr Hülsenfrüchte Sie essen, umso mehr wird Ihr Blutzuckerspiegel auf lange Sicht sinken.

Hülsenfrüchte enthalten viel Eiweiß und Eisen. Früher galten Hülsenfrüchte als das Fleisch des armen Mannes. Genau deswegen erleben Hülsenfrüchte heute eine Renaissance. Hülsenfrüchte enthalten gute Kohlenhydrate mit einem niedrigen Glykämischen Index und einer niedrigen Glykämischen Ladung.

Wenn Sie Eiweiß einmal durch Fleisch und einmal durch Hülsenfrüchte aufnehmen, machen Sie die Hülsenfrüchte eher satt, und es fällt Ihnen leichter abzunehmen. Hülsenfrüchte senken somit Ihren Blutzucker. Je mehr Hülsenfrüchte Sie essen, desto leichter werden Sie Ihren Diabetes zurückdrängen.

Verzichten Sie aber auf Erdnüsse

Diese Aussage gilt leider nicht für die Erdnuss. Obwohl auch die Erdnuss eine Hülsenfrucht ist, hat sie zu viele Kalorien. Verzehren Sie zu oft Erdnüsse, bleiben Sie dick. Wenn Sie trotzdem Erdnüsse knabbern möchten, sollten Sie unbedingt Erdnüsse mit Schale wählen. Alle anderen Produkte sind zumeist mit Öl und Salz versetzt. Öl und Salz wirken geschmacksverstärkend, und Sie essen über Ihren Appetit.

Von allen pflanzlichen Lebensmitteln besitzen die Hülsenfrüchte den größten Gehalt an Eiweiß. So ist der Eiweißgehalt im Vergleich zu Getreide bis zu dreimal höher. Zudem sind die Leguminosen reich an Kohlenhydraten und Ballaststoffen. Auch wichtige Vitamine wie Vitamin B_1 (Thiamin) oder Mineralstoffe wie z. B. Eisen, Kalium und Magnesium sind in den Hülsenfrüchten zu finden. Reich an Fett sind Erdnüsse und Sojabohnen. Sojabohnen werden auch Fleisch des Feldes genannt, da sie über einen hohen Proteingehalt verfügen. Zudem sind die Proteine von hoher Qualität. Man gewinnt aus Sojabohnen auch nahrhafte Pflanzenöle, die einen hohen Anteil an essenziellen Fettsäuren besitzen. Die meisten Hülsenfrüchte verfügen zudem über sekundäre Pflanzenstoffe wie Phytoöstrogene und Phytosterine. Diese haben einen positiven Effekt auf den Cholesterinhaushalt des Körpers, wodurch sie Herz-Kreislauf-Erkrankungen oder Krebskrankheiten vorbeugen.[37]

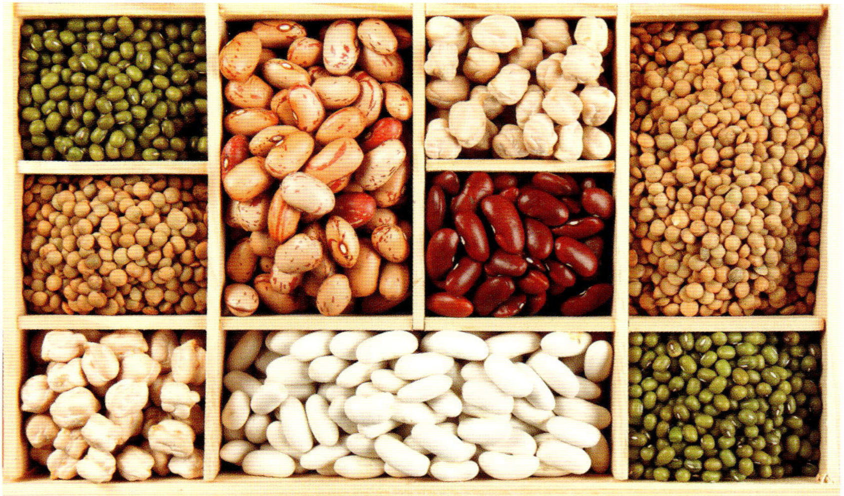

Verzehren Sie hochwertiges Fleisch

Essen Sie einmal in der Woche ein Fleischgericht und einmal Fisch. Die Ernährung vergangener Zeiten wird heute von der Wissenschaft als gesündeste Ernährungsform angesehen. Wurst macht Sie dick.

i

Wenn Sie es ganz pragmatisch betrachten, ist der Mensch ein Allesfresser. Es gibt nicht viele Lebewesen auf dieser Welt, die wie wir Menschen mit einer rein vegetarischen oder einer rein fleischlichen Ernährung und allen Ernährungsarten, die dazwischenliegen, überleben können. Ein Tier, das ebenso bedenkenlos alles verdauen kann, ist zum Beispiel das Hausschwein. Die meisten Lebewesen sind auf eine sehr spezielle Diät angewiesen. Riesige Wale verhungern, wenn sie keine winzigen Krebse aus dem Wasser filtern können. Spinnen benötigen als Nahrung zwingend lebendige Insekten. Mutter Natur hat uns Menschen also einen prima Verdauungsapparat geschenkt. Sie sollten sich daher nicht allzu viele Sorgen um spezielle Ernährungsfragen machen. Ernähren Sie sich abwechslungsreich. Verzehren Sie Nahrungsmittel, die Sie lange und gesund leben lassen. Und hierbei spielt in heutiger Zeit die Menge des verzehrten Fleisches eine große Rolle.

Nichts spricht dagegen, Fleisch zu essen. Fleisch ist gesund, es enthält viel Eiweiß und einige wichtige Vitamine. Wir nehmen heutzutage allerdings zu viel Fleisch zu uns.

Da viele Verbraucher häufig nur noch auf den Preis achten, ist das Fleisch oft von minderer Qualität sowie mit Resten von Antibiotika und anderer Chemie verschmutzt. Ich empfehle, den Verzehr von Fleisch und Wurst zu verringern und ausschließlich hochwertige Ware zu kaufen. Wenn Sie dieselbe Menge an Kalorien einmal durch den Verzehr von Fleisch und einmal durch den Verzehr vegetarischer Kost zu sich nehmen, können

Sie ungefähr davon ausgehen, dass ein Teller eines Fleischgerichts drei Tellern mit vegetarischer Kost entspricht. So gesehen macht vegetarisches Essen sogar eher satt als Fleisch.

Der Fleischverbrauch betrug in Deutschland 2011 statistisch betrachtet 89,2 Kilogramm pro Kopf. Die tatsächlich konsumierte Fleischmenge (nach Abzug von Knochen, Fetten u. Ä.) lag bei 61 Kilogramm Fleisch pro Kopf. 4,5 Millionen Tonnen Fleisch wurden exportiert und 3,3 Millionen Tonnen importiert. Es wurden 17 Prozent mehr Fleisch produziert als verbraucht.[38] Würden Männer in Deutschland ihre Essgewohnheiten an die der Frauen anpassen (weniger Fleisch, dafür mehr Obst und Gemüse), könnte eine Fläche von ca. 15.000 km^2 im In- und Ausland frei werden sowie ca. 15 Millionen Tonnen Treibhausgase und 60.000 Tonnen Ammoniak weniger emittiert werden.[39] Die Viehwirtschaft trägt weniger als 1,5 Prozent zur globalen Wirtschaftsleistung bei. Sie verursacht jedoch 18 Prozent der weltweiten Treibhausgasemissionen und rangiert damit sogar noch vor dem Transportsektor. Sie ist verantwortlich für 9 % aller anthropogenen CO_2-Emissionen.[40]

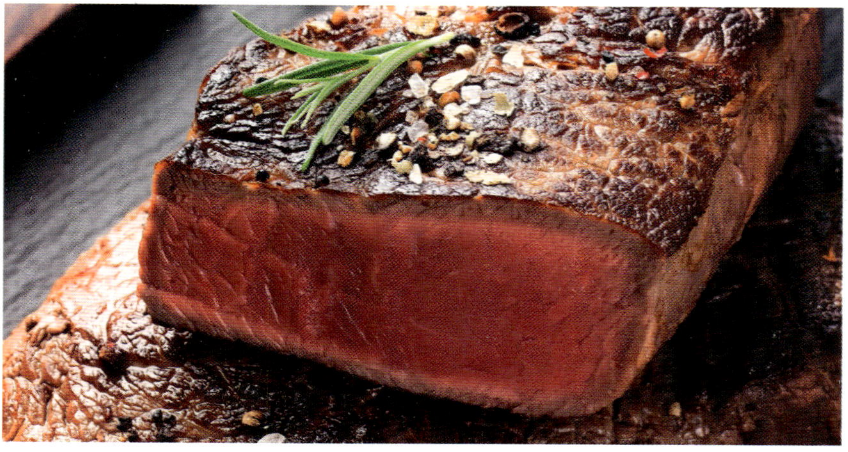

Diese Fette helfen Ihnen abzunehmen

Pflanzliches Fett ist besser als tierisches Fett, flüssiges Fett ist besser als festes.

Ähnlich wie bei den Kohlenhydraten gilt es, die richtigen Fette aufzunehmen. Fettfrei leben ist nicht empfehlenswert. Fette sind lebenswichtig. Vegetarisches Fett ist stoffwechselaktiver als tierisches Fett. Somit fällt Ihnen bei häufiger Verwendung von pflanzlichem Fett eine Gewichtsabnahme leichter. Fett an sich hat keine Auswirkungen auf Ihren Blutzucker. Fett enthält jedoch sehr viele Kalorien. Eine Gewichtsabnahme wird ihnen unmöglich sein, wenn Sie übermäßig viel Fett essen. Alle folgenden Produkte enthalten Fett. Ich habe diese Fette so angeordnet, dass das gesündeste Produkt oben steht und das ungesündeste unten. Ein gutes Olivenöl sollte ihnen mindestens so viel wert sein wie die gleiche Menge Motoröl für Ihr Auto. 8 Euro pro Liter Olivenöl sind nicht zu teuer.

Das ist die empfohlene Einsatzhäufigkeit verschiedener Fette

Oft benutzen:	Olivenöl, Rapsöl, Nüsse, Avokado Hering, Makrele, Lachs
Benutzen:	Leinöl, Sojaöl, Weizenkeimöl Sonnenblumenöl, Distelöl, Kürbiskernöl
Vermeiden:	Fleisch, Wurst, Käse, Schmand, Sahne, Butter, Chips, Margarine, Fertignahrung, Frittiertes

Die negativen Wirkungen durch ungeeignete Fette sollten nicht unterschätzt werden. Besonders negativ fallen dabei gehärtete Öle und Transfettsäuren auf.

Auch wenn die Nahrung auf den ersten Blick überaus appetitlich aussieht, lauern hier Gefahren, die nicht unterschätzt werden dürfen. Der Verzehr gehärteter Fette oder Öle bringt hohe gesundheitliche Risiken mit sich. Dabei sollte es ein Fortschritt werden, als vor gut 100 Jahren die Chemiker die Fetthärtung erfunden hatten.

Diese Entdeckung machte es möglich, dass aus flüssigen Pflanzenölen Fette gemacht wurden, die streichfähig waren und sich somit idealerweise für die Küche eigneten. Hinzu kam die längere Haltbarkeit. Es begann gleichzeitig der Siegeszug der Margarine. Doch zunächst war man sich der schädlichen Auswirkung auf die Gesundheit des Menschen nicht bewusst.

Durch das Erhitzen dieser Fette entstehen künstliche Transfettsäuren, also schädliches Fett. Dabei sollte die Entwicklung dieser Fette ein Meilenstein in der Ernährungswirtschaft sein. Das beste Beispiel ist das pflanzliche Öl. Wird es hydrogeniert (gehärtet), ist es nicht mehr so ölig und – das ist für die Nahrungsmittelindustrie die wichtigste Eigenschaft – wesentlich länger haltbar. Aus diesem Grund ist es äußerst beliebt bei Restaurants und Imbissbuden. Die Pommes frites werden dadurch appetitlich braun, und die Croissants behalten ihre Konsistenz.[41]

Ihr Ernährungsmobile

Machen Sie als Diabetiker die Erfahrung, und kaufen Sie alle Nahrungsmittel genau in den Mengen ein wie im Mobile vorgegeben. Dann ernähren Sie sich eine Woche lang genau von diesen Vorräten. So bekommen Sie ein gutes Gefühl für gesunde Ernährung.

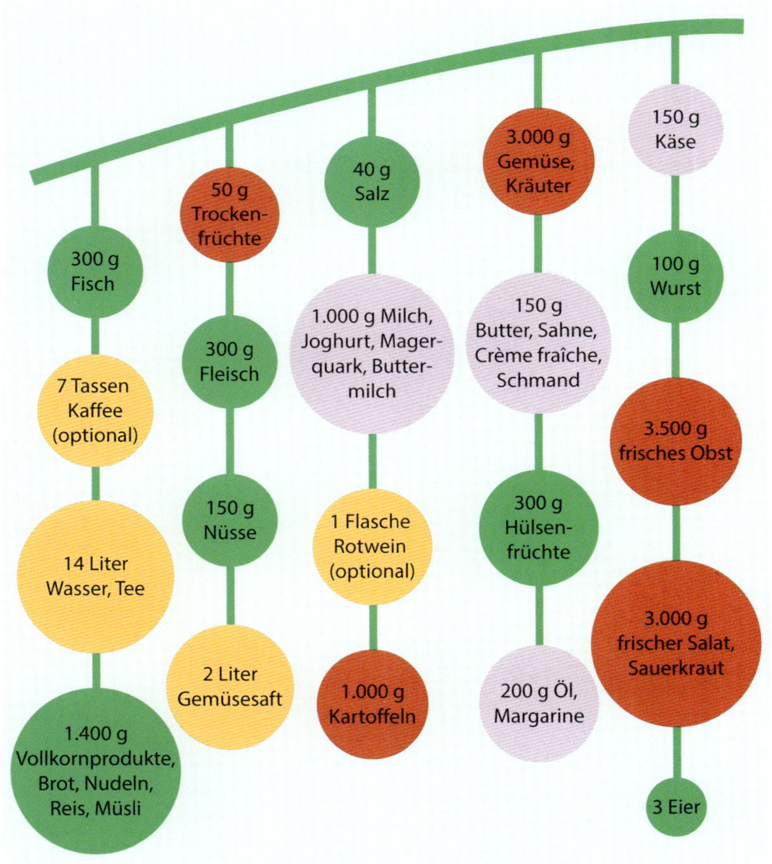

Ernährungsmobile für Diabetiker: Die Mengen beziehen sich auf den Verzehr pro Woche.

Trinken Sie Wasser

Trinken Sie Wasser, um Ihren Durst zu stillen. In Limonaden und Cola stecken Unmengen Zucker.

Wir Menschen bestehen zum Großteil aus Wasser – aus Salzwasser, um genau zu sein. Die Natur erfindet ganz Grundsätzliches niemals zweimal:

Das Leben auf der Erde entstand im Salzwasser der Ozeane, und die ersten Landlebewesen haben Milliarden von Jahren später diesen „Ozean" unter ihrer Haut mit auf das Land genommen. Aus einer Quelle in den Bergen fließt Wasser, in unseren Flüssen und Seen findet sich Wasser.

Wasser ist nach Luft das am dringendsten benötigte Element für das Überleben des Menschen. Das alles schildere ich Ihnen, damit Ihnen einleuchtet, dass es einfach Sinn macht, Wasser zu trinken, wenn Sie Ihren Durst löschen wollen. Aus einer Quelle strömt keine Cola-Light!

Ob Sie Wasser aus dem Supermarkt oder aus dem Wasserhahn trinken, spielt keine Rolle, es sei denn, in Ihrem Haus sind noch uralte Bleirohre verlegt. In Deutschland herrschen sehr strenge Gesetze hinsichtlich der Qualität des Trinkwassers. Kranwasser ist größtenteils besser als sein Ruf. Ebenso ist es ohne Belang, ob Sie Wasser mit Kohlensäure oder stilles Wasser bevorzugen.

Neuerdings gibt es Wasser mit Aroma zu kaufen. Das sollten Sie meiden, es gewöhnt Sie an künstliche chemische Aromen. Kaffee und Tee sind ebenfalls kein Problem, natürlich ungesüßt und nicht aromatisiert. Fruchtsäfte sind für Diabetiker generell ungeeignet.

Die inneren Organe des Menschen sind stets mit der Aufrechterhaltung einer Homöostase des Körperwassers beschäftigt. Der Mensch besteht zu etwa 70 Prozent aus Wasser. Eine hohe Kaliumkonzentration und polyvalente, impermeable Anionen charakterisieren die intrazelluläre Flüssigkeit, während hohe Konzentrationen von Na^+-Ionen und Cl^--Ionen die extrazelluläre Flüssigkeit kennzeichnen. Das Ungleichgewicht der diffusiblen Ionen zwischen Zellinnerem und Extrazellulärraum wird in der lebenden Zelle durch die ständig aktive Na^+-K^+-Pumpe aufrechterhalten. Eine Inaktivierung dieses Transportsystems führt zur Zellschwellung und zu nachfolgendem Zelltod.[42]

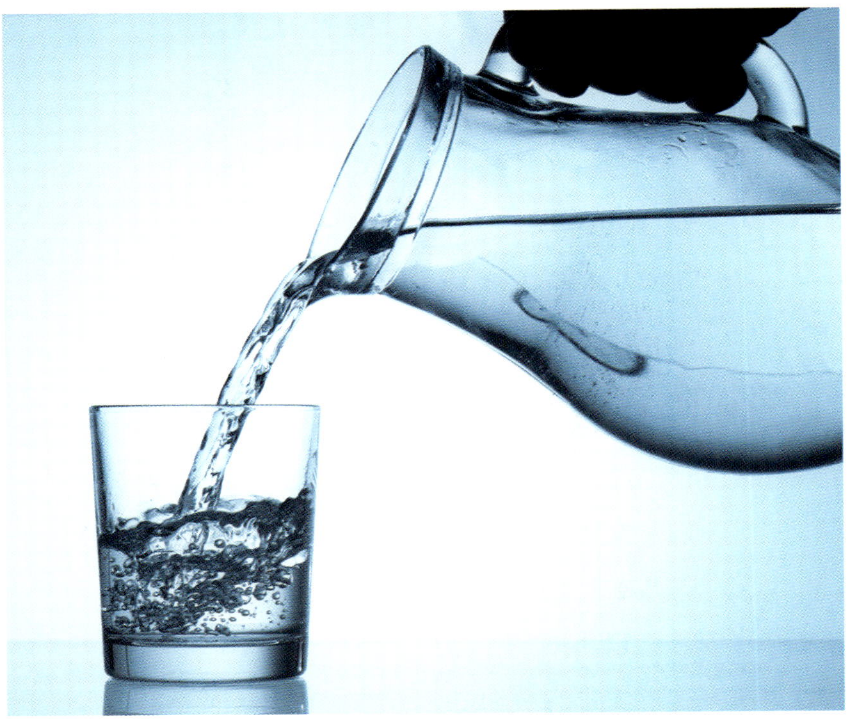

Trinken Sie Alkohol mit Verstand

Achtung: Alkohol senkt Ihren Blutzucker! Die resultierende Unterzuckerung kann beim insulinpflichtigen Diabetiker lebensgefährlich sein!

Die Leber ist die chemische Fabrik unseres Körpers. Sie stellt aus den Kohlenhydraten der Nahrung Zucker her, und diesen Zucker gibt sie ins Blut ab. Die Leber sorgt somit für die Höhe des Blutzuckerspiegels.

Die Leber baut ebenso Alkohol ab. Der Grund, warum Alkohol den Blutzucker senkt, ist ein ganz einfacher: Die Leber kann entweder Alkohol abbauen oder Zucker herstellen – aber nicht beides gleichzeitig. Die Leber baut im Zweifel zuerst Alkohol ab. Deswegen sinkt der Blutzuckerspiegel, wenn Sie Alkohol trinken. Diabetiker, die Insulin spritzen und auf einer Party zu tief ins Glas geschaut haben, müssen vor dem Zubettgehen einmal den Blutzucker messen. Es droht eine nächtliche Unterzuckerung. Der ganze Sachverhalt wird kompliziert, wenn Diabetiker zuckerhaltige Alkoholika oder Bier zu sich nehmen. Salopp gesagt erhöhen die ersten Drinks den Blutzucker, bis es dann zu einem teils rasanten Blutzuckerabfall kommen kann. Schon aus Gründen der Logistik rate ich Ihnen, nur trockene Weine und klare Schnäpse zu trinken. Diese senken stets den Blutzucker und machen die Sache nicht unnötig kompliziert. Wenn Sie Alkohol trinken möchten, greifen Sie zu wirklich trockenen Weinen, ob rot oder weiß spielt keine Rolle. Bier hat einen ähnlich schlechten Effekt auf Ihren Blutzucker wie reiner Haushaltszucker und ist somit für Diabetiker nicht geeignet. Als Arzt kann ich Ihnen nur abraten, Hochprozentiges zu trinken. Wenn die Situation gesellschaftlich jedoch unausweichlich ist, stoßen Sie mit klaren Schnäpsen an. Wodka oder Korn sind zwei herausragende Vertreter dieser Gattung. In Likören oder Magenbittern ist oftmals sehr viel Zucker enthalten.

Das Enzym Alkohol-Dehydrogenase (ADH) katalysiert den Abbau von Alkohol und liegt im menschlichen Körper in mindestens neun leicht verschiedenen Formen vor. Hohe Konzentrationen an ADH kann man in der Leber beobachten. Der Abbau von primären Alkoholen, allen voran Ethanol, erfolgt im Körper in zwei Schritten: Durch Alkohol-Dehydrogenase wird das Ethanol zunächst reversibel zu Acetaldehyd oxidiert. Da dieses Zwischenprodukt stark toxisch ist, wird es von einem anderen Enzym, der Aldehyd-Dehydrogenase rasch zum Acetat weiteroxidiert, das unserem Organismus als Baustein für neue Moleküle dient.[43] Während in der Leber der Abbau von Alkohol katalysiert wird, führt das zu einem verminderten Glukosespiegel im Blut.

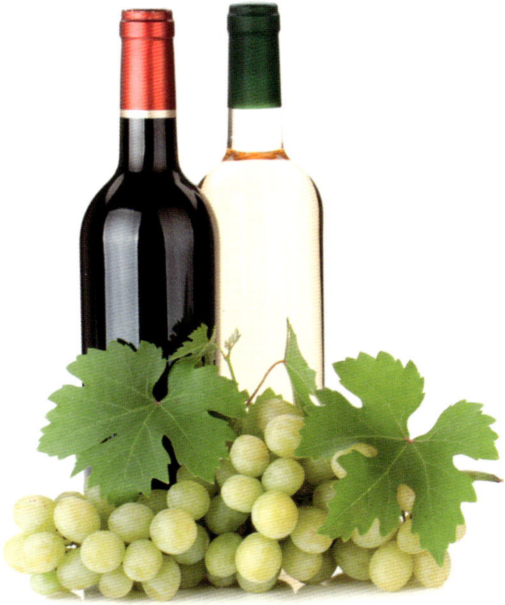

Fasten: Der Turbo zur Heilung Ihres Diabetes

Fasten bedeutet, absichtlich auf feste Nahrung zu verzichten. Fasten durchbricht die Insulinresistenz des Diabetikers. Fasten heißt nicht hungern.

Wie Sie bereits erfahren haben, lebt unser Körper durch die ständige Bereitstellung eines Stoffes namens ATP in den kleinen Kraftwerken (Mitochondrien) unserer Körperzellen. Der menschliche Körper hat vier Möglichkeiten, ATP zu bilden. Er kann dazu Kreatinphosphat, Kohlenhydrate oder Fett verwenden. Ich erkläre Ihnen das so ausführlich, weil die vierte Möglichkeit der ATP-Gewinnung im Volksmund Fasten genannt wird. Wenn der Mensch fastet, wird ATP hergestellt, ohne dass dazu Nahrung oder Insulin benötigt wird. Die Bauchspeicheldrüse hat während des Fastens sozusagen Pause, sie kann sich erholen von einer Schwächung. Die Körperzellen, die zuvor eine Resistenz gegen Insulin aufwiesen, sind nach einem kurzen Fasten wieder empfänglich für Insulin. So stellt Fasten die beste Methode dar, eine Insulinresistenz zu durchbrechen. Damit Sie die biochemischen Vorgänge besser verstehen, erläutere ich Ihnen die vier Möglichkeiten, ATP in unserem Körper herzustellen.

Diese 4 ATP-Herstellungsmöglichkeiten gibt es

ATP-Herstellung Nummer 1:

Direkt in den Muskeln lagert ein Stoff namens Kreatinphosphat. Dieser kann aufgespalten werden, und es bildet sich ATP. Das ATP bildet sich schnell (Faktor 3), aber der Vorrat ist nach 15 Sekunden erschöpft.

Diese Energiegewinnung im Körper dient der ständigen Möglichkeit zur Flucht. Der sportliche Wettbewerb, der seine Energie ausschließlich aus der Spaltung von Kreatinphosphat bezieht, ist der Sprint über 100 Meter.

ATP-Herstellung Nummer 2:

Die Leber stellt aus den Kohlenhydraten der Nahrung Glukose her. Diese Glukose wird in den Zellen abgespeichert. Die Zelle kann die Glukose in ihren Kraftwerken (Mitochondrien) zu ATP umbauen. Es bildet sich relativ schnell ATP (Faktor 1). Diese ATP-Gewinnung kann ohne Zusatz von Sauerstoff ablaufen, es entsteht als Endprodukt Milchsäure. Diese Energiegewinnung hält circa vier Minuten an, dann ist zu viel Milchsäure angehäuft. Deswegen sagen einige Sportler „Ich bin zu schnell gelaufen, ich bin übersäuert." Der sportliche Wettbewerb, der seine Energie auf diese Weise bezieht, ist der 1.500-Meter-Lauf.

ATP-Herstellung Nummer 3:

Die abgespeicherte Glukose kann in den Zellen auch unter Zuhilfenahme von Sauerstoff umgewandelt werden. Es bildet sich dann keine Milchsäure, sondern Wasser und Kohlendioxid. Das ermöglicht eine sehr große Menge ATP, die bereitgestellt werden kann. Das ATP wird aber relativ langsam hergestellt (Faktor 0,5). Diese Energiegewinnung hält einige Stunden an. Der klassische sportliche Wettbewerb, der seine Energie aus dieser sogenannten aeroben Glykolyse bezieht, wäre der Marathonlauf.

ATP-Herstellung Nummer 4:

Unser Körper kann sein Körperfett in ATP umwandeln. Unser Fett ist ein riesiger Energiespeicher. Als Endprodukt bildet sich ebenfalls Wasser und Kohlendioxid. Die ATP-Menge ist riesig, aber das ATP wird langsam aufgebaut (Faktor 0,25). Es gibt keinen Wettbewerb, der dieser Energiegewinnung entspricht. Die Natur hat diese Energiegewinnung für Notzeiten vorgesehen. Menschen können Tage, Wochen oder Monate ohne Nahrung leben, wenn sie nur genug zu trinken haben.

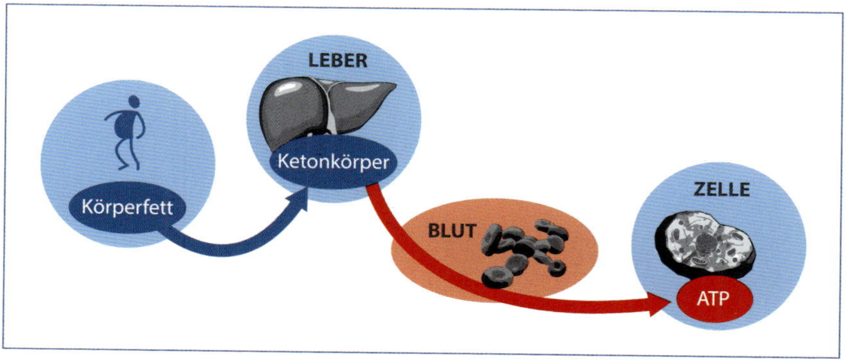

Fasten-Stoffwechsel: **ATP wird ohne Gebrauch von Insulin gebildet.**

Wenn Sie als Diabetiker fasten wollen, müssen Sie zuvor mit Ihrem Arzt wegen Ihrer Medikamente gesprochen haben. Außerdem muss geklärt werden, ob Ihre Nieren noch in Ordnung sind. Bei einem Nierenschaden dürfen Sie nicht fasten. Ebenso dürfen Sie nicht fasten, wenn Sie frisch operiert sind und/oder Krebs hatten bzw. haben. Essgestörte und ausgezehrte Menschen dürfen ebenso nicht fasten.

Ich gehe in meinem Buch „Diabetes heilen in 28 Tagen" ausführlicher auf dieses Thema ein und schildere ganz konkret, wie ein Fasten vor sich geht.

Hydrolyse von Kreatinphosphat findet im Zytoplasma der Muskelzelle direkt an den kontraktilen Elementen Aktin und Myosin statt. Bei der anaeroben Glykolyse im Zytoplasma kann Pyruvat als Oxidationsmittel genutzt werden. Die entstehende Milchsäure dissoziiert zu Protonen und negativ geladenem Laktat. Der Zitronensäurezyklus und die Atmungskette ermöglichen die Bereitstellung des ATP bei der Oxidation von Kohlenhydraten, der aeroben Glykolyse. Bei der Fettsäurenoxidation werden die Fettsäuren via Beta-Oxidation mitochondrial dem Zitronensäurezyklus zugeführt.[44]

Auswärts essen gehen

In der überwiegenden Mehrheit deutscher Restaurants wird Ihnen ein Essen serviert, das mit Chemie und Zucker versetzt ist. Wenn Sie es wirklich ernst meinen mit einer Ernährungsumstellung, wollen Sie nicht mehr auswärts essen gehen oder suchen sich ein diabetikerfreundliches Stammlokal.

i

In nur wenigen Restaurants können Sie Einblick in die Zutatenliste erhalten. In dieser Hinsicht sind zwei der ganz großen Caterer in Deutschland vorbildlich: McDonald's und die Deutsche Bahn. Doch versuchen Sie spaßeshalber, in einem durchschnittlichen gutbürgerlichen Restaurant eine Zutatenliste zu bekommen. Es wird Ihnen unmöglich sein. Die meisten Köche in deutschen Restaurants sind zu Gastronomietechnikern degradiert worden. Sie öffnen Plastikbeutel oder Dosen und wärmen vorgefertigte Nahrungsmittel auf. Diese Arbeitsweise verstehen Sie unter dem Begriff „Convenience-Food". Wenn Sie ein gutbürgerliches Restaurant finden, in dem heutzutage der Koch mit frischen Zutaten selbst kocht, können Sie von einem Glücksfall reden.

Ich habe nachfolgend die Zutaten zweier einfacher Gerichte von McDonald's und der Deutschen Bahn aufgelistet. McDonald's gibt per E-Mail auf Nachfrage von allen verkauften Lebensmitteln die Zutaten an. Im Speisewagen der Deutschen Bahn werden Ihnen gedruckte Broschüren mit allen Zutaten ausgehändigt. Ich beginne mit McDonald's, hier liste ich die Zutaten eines Cheeseburgers und einer Portion Pommes auf. Wundern Sie sich bitte nicht über die komische Einteilung. McDonald's unterteilt in der Zutatenliste seinen Cheeseburger in das Brötchen, das Fleisch, die Salzgurken, den Schmelzkäse, den Ketchup und die Senfsauce. Das ist korrekt, sonst würden die Gewichtsanteile durcheinandergeraten.

Zutatenliste Cheeseburger-Pommes-Menü bei McDonald's

Brötchen:	*Weizenmehl, Wasser, Invertzuckersirup, pflanzliches Öl, Salz, Hefe, Sojamehl, Emulgator: E 471 (Mono- und Diglyceride von Speisefettsäuren), E 472e (Diacetylweinsäureester von Mono- und Diglyceriden von Speisefettsäuren), Mehlbehandlungsmittel: E 300*
Fleisch:	*Rindfleisch*
Salzgurken:	*Gurken, Branntweinessig, Salz, natürliches Dillaroma mit anderen natürlichen Aromen, Konservierungsstoff: E 211, Säureregulator: E 327*
Schmelzkäse:	*Cheddar (68 %), Wasser, Magermilchpulver, Butter*
Schmelzsalz:	*E 331, E 339 (Trinatriumphosphat), Milchprotein, Salz, Farbstoff: Paprikaextrakt, E 160a (Beta-Carotin)*
Zwiebeln:	*getrocknete Zwiebeln*
Ketchup:	*Tomatenmark (73 %), Glukose-Fruktose-Sirup, Branntweinessig, Salz, Gewürzextrakt*
Senfsauce:	*Branntweinessig, Wasser, Senfsaat (16 %), Salz, Gewürze*
Pommes frites:	*Kartoffeln, pflanzliches Öl, Dextrose, Stabilisator: E 450i (Dinatriumdiphosphat)*[45]

Zutatenliste Schinken-Käse-Salamibrot bei der Deutschen Bahn

Roggenvollkornbrot:	*58 % (Roggenvollkornschrot, Natursauerteig (Roggenvollkornschrot, Wasser), Wasser, Weizenmehl, Zuckerrübensirup, Salz, Hefe)*
Hinterschinken:	*(mit 10 % Flüssigwürzung) 12 % (Schweinefleisch 85 %, Wasser 10 %, jodiertes Speisesalz, Dextrose, Saccharose, Geliermittel: E 407 Carrageen; Stabilisator: E 450 Diphosphate; Antioxidationsmittel: E 301 Natriumascorbat, Würze, Konservierungsstoff: E 250 Natriumnitrit)*
Salami:	*12 % (Schweinefleisch, Speck, Putenfleisch, Speisesalz, Gewürze, Dextrose, Glukosesirup, Antioxidationsmittel: E 300 Ascorbinsäure, E 301 Natriumascorbat; Farbstoff: E 120 Echtes Karmin; Gewürzextrakte, Konservierungsstoffe: E 250 Natriumnitrit, E 202 Kaliumsorbat; Rauch)*
Gouda:	*(48 % Fett i. Tr.) 12 % (Farbstoff: E 160a Carotine; Konservierungsmittel: E 251 Natriumnitrat)*
Margarine:	*(pflanzliches Öl, Wasser, pflanzliche Fette, Emulgatoren: E 322 Lecithine, E 471 Mono- und Diglyceride von Speisefettsäuren; Salz, Aroma, Säuerungsmittel: E 330 Zitronensäure; Farbstoff: E 160a Carotine)*[46]

Haben Sie bemerkt, wie viele Stoffe allein in der Salami stecken? Sie können sich sicher sein, dass ebenso viele Stoffe in der billigen Salami an der Wursttheke im Supermarkt zu finden sind. An der Wursttheke besteht jedoch keine Kennzeichnungspflicht.

Wenn Sie beigefügte Chemikalien im Essen und zugesetzten Zucker sicher meiden wollen, werden Sie nicht mehr auswärts essen gehen wollen. Die absolut überwiegende Mehrheit deutscher Restaurants bietet keine Nahrung an, die Sie als Diabetiker essen wollen. Nur wenn Sie ein Stammlokal haben, dessen Küche ohne Chemie und schlechte Kohlenhydrate arbeitet, werden Sie Ihren Diabetes nicht aufflammen lassen. Ich habe festgestellt, dass das in Deutschland leider fast unmöglich ist. Im Notfall greifen Sie zum Steak mit Salat und essen eine Scheibe eigenes Vollkornbrot dazu. Dieses Verhalten stellt bei Geschäftsessen häufig meine letzte Rettung dar.

Convenience-Produkte enthalten viel Zucker oder Fett. Der oftmals hohe Salzgehalt von Fertiggerichten kann vor allem für Personen mit erhöhtem Blutdruck nachteilig sein.

Die meisten Fertiggerichte stellen keine ausgewogene Mahlzeit dar. Der oft geringe oder gar fehlende Gemüse- und Früchteanteil steht im Widerspruch zu den Empfehlungen für eine gesunde Ernährung. Je nach Konservierungsart kann der Gehalt an Vitaminen und Mineralstoffen vermindert sein. Meistens sind energieaufwändige Verfahren nötig (z. B. Tiefkühlen, Verpackung, Verarbeitung usw.), weshalb Convenience-Produkte nicht nur aus ernährungsphysiologischer, sondern auch aus ökologischer Sicht nicht täglich verzehrt werden sollten. Schließlich sind Convenience-Produkte fast immer teurer als Frischprodukte.[47]

Ihr kleiner Ernährungsratgeber

Oft gebrauchen	Warum?
Äpfel	das beste Obst für Diabetiker
Gemüse	gesund, sättigend, perfekt
Hülsenfrüchte	gute Kohlenhydrate
Magerquark	viel Eiweiß, wenig Kalorien
Olivenöl	gutes Fett
Pellkartoffeln	gesündeste Kartoffelzubereitung
Wasser	wir bestehen aus Wasser, keine Kalorien, kein Zucker
Salat	Vitamine, gut für die Verdauung
Tee (ungesüßt)	wirkt wie Wasser, nur ohne Aroma verwenden

In Maßen gebrauchen	Warum nur in Maßen gebrauchen?
Butter	nicht so schlecht wie ihr Ruf
Eier	der Cholesterin-Vorwurf ist lange vom Tisch
Fleisch	macht dick
Käse	macht dick
Kaffee (ungesüßt)	macht rappelig
Schnaps	ist ein Genussmittel
Nudeln	hat viele Kalorien
Trockenobst	relativ viel Zucker
Wein (trocken)	ist ein Genussmittel
Wodka	ist ein Genussmittel

Vermeiden	Warum?
Bier	schlechte Kohlenhydrate
Bio-Limonade	viel Zucker
Bratkartoffeln	schlechte Kohlenhydrate
Eistee	viel Zucker
Essen aus der Grill-Bude	wenig Nährstoffe, versalzen, enthält Zucker oder Chemie
Kartoffelchips	miese Kohlenhydrate, Chemie
Cola	viel Zucker
Döner	ab Werk mit Geschmacksverstärker versetzt
Dosennahrung	wenig Nährstoffe, versalzen, enthält Zucker oder Chemie
Fertignahrung	wenig Nährstoffe, versalzen, enthält Zucker oder Chemie
Fruchtsäfte	viel Zucker
Kekse	viel Zucker
Kuchen	viel Zucker
Marmelade	viel Zucker
Pizza	schlechte Kohlenhydrate, meist mit Chemie
Pommes	viele und schlechte Kohlenhydrate
Süßstoff	immer Chemie
Wein (süß)	viel Zucker

Wenn Sie die Dos & Don'ts Ihrer Ernährung beachten, kommen Sie dem Ziel, Ihren Diabetes zu besiegen, einen großen Schritt näher.

Un petit mot d'
Emilie

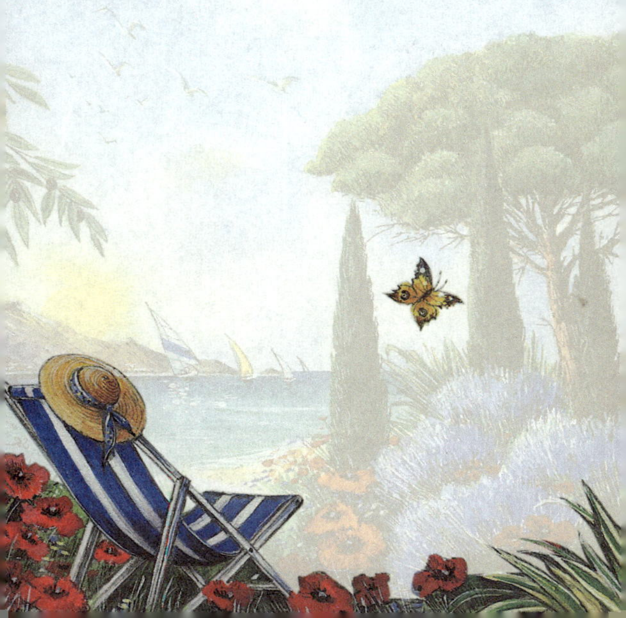

Stressreduktion: Vermeiden Sie Stress beim Kampf gegen Ihren Diabetes

Stress erhöht den Blutzucker. Diabetes kann durch schlimme Stressphasen (Tod eines lieben Angehörigen, Kündigung mit Existenzangst, Prüfungssituationen) ausgelöst werden. Stress ist eine sehr persönliche Empfindung. Sie wollen nicht gestresst sein.

Ich glaube nicht, dass die Menschen früher keinen Stress hatten. Noch vor 100 Jahren waren große Teile der Bevölkerung bettelarm und litten unter Krankheiten, die wir heute nur aus der Dritten Welt kennen. Zudem gab es immer wieder Krieg mit einer ganz konkreten Gefahr für Leib und Leben. Das alles muss die Menschen extrem gestresst haben. Interessanterweise zeigen historische medizinische Untersuchungen, dass die Anzahl der psychischen Erkrankungen während der Weltkriege in allen europäischen Ländern abnahm. Die Selbstmordrate und die Häufigkeit von Depressionen sanken. Stress ist also nicht gleich Stress. Obwohl heute im Vergleich zu vergangenen Zeiten beinahe paradiesische Zustände herrschen, empfinden immer mehr Menschen Stress. Der Satz „Ich habe einen Burnout“ ist bei berufstätigen Menschen geradezu Allgemeingut geworden. Wenn Sie Stress abbauen wollen, müssen Sie der grundlegenden Frage nachgehen:

Wie hat die Natur Stress eingeplant?

Stress ist in der Natur durchaus vorgesehen. Es gibt die sogenannten Stresshormone (Adrenalin, Dopamin, Cortisol) in unserem Körper. Sie lassen den Blutdruck steigen, die Muskelkraft anschwellen und uns wacher werden. Stress ist aber von der Natur einzig als ein kurz andauerndes und konkretes Phänomen vorgesehen. Im Kampf mit den Naturgewalten oder wilden Tieren – auch im Krieg – sind Stresssituationen eingeplant. Doch nach dem Kampf folgt eine Phase der Entspannung. Eine kurze Stresssituation macht Sie nicht krank. Schlimm ist, wenn der Stresspegel über eine lange Zeit hoch ist. Dieser Zustand macht viele Menschen krank.

Stress ist eine ganz persönliche Erfahrung. Was dem einen schon zu viel ist, lässt den anderen noch völlig kalt. Insofern können die folgenden Ratschläge zum Thema Stress Ihnen nur Anregungen geben, Ihr persönliches Stressempfinden zu überdenken und eventuell zu ändern.

So minimieren Sie die 7 häufigsten Stress-Verursacher

1. Geld

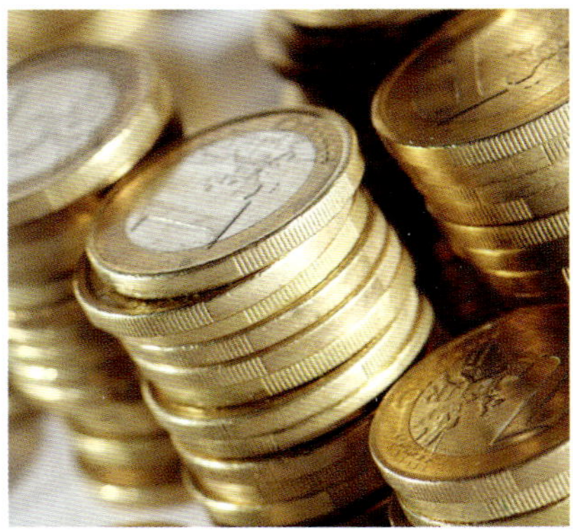

Geld macht glücklich, keine Frage. Wir Menschen neigen aber dazu, stets so viele Anschaffungen zu tätigen, dass der letzte Cent des Monatslohns noch in die Finanzierung einfließen muss. Dann kann trotz eines eigentlich hohen Verdienstes Stress entstehen. In der heutigen Zeit ist aus Gründen der Schonung von Ressourcen und des Umweltschutzes die bewusste Verkleinerung von materiellen Dingen (Downsizing) ein ganz großes Thema. Wenn Sie also ein kleineres Auto oder ein schlichteres Haus wollen, um Ihre Geldsorgen zu mindern, haben Sie in heutiger Zeit mit dem „Downsizing“ eine perfekte Ausrede.

Fragen Sie einmal verschiedene Menschen – vom Obdachlosen bis zum Multimillionär –, mit wie viel Geld sie wirklich glücklich wären. Alle Menschen würden behaupten, mit etwa 25 Prozent mehr Geld wirklich glücklich zu sein. Kein armer Mensch will wirklich Millionär werden, jeder will immer nur ein wenig mehr Geld haben. Was sagt uns das? Es spielt überhaupt keine Rolle, wie viel Geld zur Verfügung steht. Solange die ganz grundlegenden Bedürfnisse des Lebens (Essen, Trinken, Dach über dem Kopf) gestillt sind, liegt es ganz im Ermessen des Einzelnen, wie viel Geld er braucht.

Lernen Sie, Geld gerne auszugeben. Freuen Sie sich über eine Steuernachzahlung, denn so unterstützen Sie den Kindergarten um die Ecke. Runden Sie Trinkgelder üppig auf. Es macht ein gutes Gefühl, Geld zu geben. Der tiefe Sinn, viel Geld zu verdienen, ist übrigens die damit verbundene Anerkennung. Sie können problemlos auf Geld verzichten, wenn Sie sich Ihre Anerkennung auf anderem Wege holen. Ein schöner, schlanker Körper kann Sie genauso bestätigen, wie viel Geld zu besitzen.

Was oft vergessen wird: Es gibt ebenso die genau andere Herangehensweise an das Thema Geld: Menschen, die Geld und Verdienst innerlich ablehnen und sich so das Leben schwer machen. „Der macht das ja nur für Geld“, „Geld verdirbt den Charakter“. Was ist so schlimm daran, eine Arbeit nur wegen der üppigen Bezahlung zu tun? Stets persönliche Erfüllung oder einen tieferen Sinn in der Arbeit zu suchen, kann Sie ebenso stressen.

2. Handy, Computer & Co.

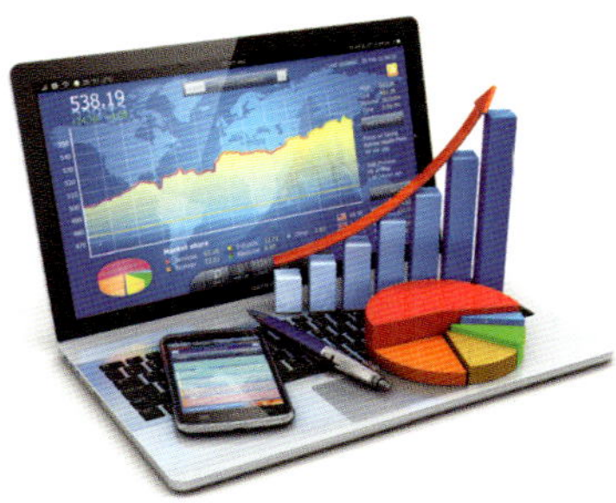

Eigentlich ist die moderne Kommunikationsgesellschaft ein Segen. Sie müssen jedoch sehr aufpassen, wenn Sie eine Sucht nach dieser Technik entwickeln oder zu 99 Prozent unsinnige Informationen Ihr Gehirn belasten. Mein Opa hätte Handys als unbezahlten Bereitschaftsdienst angesehen. Noch in den 1990er Jahren galt der Bereitschaftsdienst (mit einem Piepser in der Freizeit herumzulaufen) als Höchststrafe.

Junge Menschen flirten heute nicht mehr miteinander, wenn Sie auf den Bus warten, sondern wischen auf den Displays ihrer Smartphones herum. Ich selbst habe bei mir beobachtet, dass ich eine sinnlose Sucht zum

Internet entwickelte. Ich verplemperte Stunden in sozialen Netzwerken und bei Auktionshäusern. Ich habe mein Smartphone verschenkt, mein jetziges Handy kann ausschließlich telefonieren. Meinen Rechner habe ich mittels Software im Internetzugang limitiert. Ich lebe – was meine Kommunikation angeht – wie in den 1990ern und fühle mich wohl dabei. Studien zeigen, dass Beschäftigte besser arbeiten, wenn nicht ständig eingehende E-Mails ihren Büroalltag stören.

9 Tipps für den entspannten Umgang mit Handy, Computer & Co.

1. Schalten Sie Ihr Handy aus. Alle Anrufer auf der Mailbox werden einmal am Tag zu einer festgelegten Zeit zurückgerufen.
2. Wenn Sie einen Flug buchen wollen, rufen Sie ganz klassisch im Reisebüro an. Sie zahlen zwar etwas mehr, haben aber keine Stunden im Internet verbracht, um die Billigflieger zu durchforsten.
3. E-Mails werden einmal am Tag abgerufen.
4. Lassen Sie einen Tag in der Woche sämtliche Kommunikationstechnik ausgeschaltet.
5. Schalten Sie nach 20 Uhr sämtliche Kommunikationstechnik aus.
6. Überdenken Sie, welche Informationen Ihnen soziale Netzwerke bringen. Macht es wirklich Sinn zu wissen, in welchem Restaurant Ihre Bekannten gerade sitzen und was sie soeben essen?
7. Benutzen Sie Ihr Handy nur, wenn es wirklich wichtig ist. Nachrichten wie „Mein Zug ist pünktlich" sind völlig sinnlos.
8. Wenn Sie in Auktionshäusern stöbern, bedenken Sie, wie viel Geld Sie dadurch wirklich sparen. Wenn Sie zwei Stunden nach einer Jacke gesucht haben, die Ihnen 19 Euro Ersparnis bringt, ist das kein gutes Geschäft. Setzen Sie Geldgewinn und Zeitverlust in Relation.
9. Sehen Sie ein, dass Sie unwichtig sind. Niemand muss stets erreichbar sein. Die Wahrscheinlichkeit, dass sich in 200 Jahren irgendjemand an Sie erinnert, ist sehr gering – egal was Sie geleistet haben.

3. Zeitung, TV und Radio

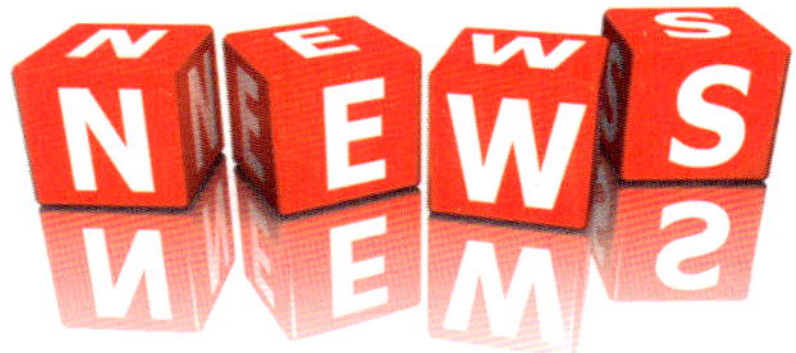

Es ist eine tolle Sache, wenn Sie ein informiertes und engagiertes Mitglied unserer Demokratie sind. Wenn Sie sich jedoch stark gestresst fühlen, sollten Sie überlegen, sich für eine gewisse Zeit nicht mit schlechten Nachrichten zu belasten. Ich meine hiermit konkret: Lesen Sie keine Zeitung, schauen Sie kein TV, und hören Sie kein Radio. Wenn Sie in der Lage sind, sich stressen zu lassen, haben Sie generell die Tendenz, alle Dinge ernst zu nehmen und sind allgemein ein sensibler Mensch. Dummerweise bestehen Meldungen schon seit Menschengedenken immer aus schlechten Nachrichten. Im Mediengeschäft ist der amerikanische Satz „bad news is good news" ein anerkannter Grundsatz des Geldverdienens. Er bedeutet übersetzt: „Schlechte Nachrichten sind gute Nachrichten" – für das Geschäft. Sie als einzelner normaler Bürger können den Lauf der Weltgeschichte oder das Eintreten von Katastrophen nicht verhindern.

Die ständige Berieselung mit schlechten Nachrichten kann Sie persönlich aber ganz konkret stressen. Lassen Sie uns auf die letzten 15 Jahre unserer Geschichte zurückblicken. Ich finde, das einzige Ereignis, was wie ein Lauffeuer um die Welt ging, waren die Attentate mit zwei entführten Linienflugzeugen auf das World Trade Center in New York im Jahre 2001. Damals haben die Menschen tatsächlich beim Nachbarn an der Tür geklingelt, um diese Neuigkeit weiterzuerzählen. Extrem wichtige Dinge erfahren Sie somit ohne die Medien. Doch was ist mit all den anderen Informationen? Überwiegt für Sie der Nutzen solcher Informationen, oder lassen Sie sich davon stressen? Spinnen wir diesen provokanten Gedanken weiter: Hätten Sie von BSE, der Vogelgrippe, der Krise in Griechenland und dem Atomunglück in Japan jemals etwas ohne Medien gehört? Nein. Es betrifft Ihr tägliches Leben einfach nicht. Aber diese schlechten Nachrichten stressen uns alle. Dazu kommen noch die völlig unsinnigen oder überflüssigen Nachrichten. Was bringen Ihnen Prominenten-Magazine im Privatfernsehen? Ihre Schlagzeile des Tages sollte lauten: Genießen Sie Ihr Leben!

4. Zeit

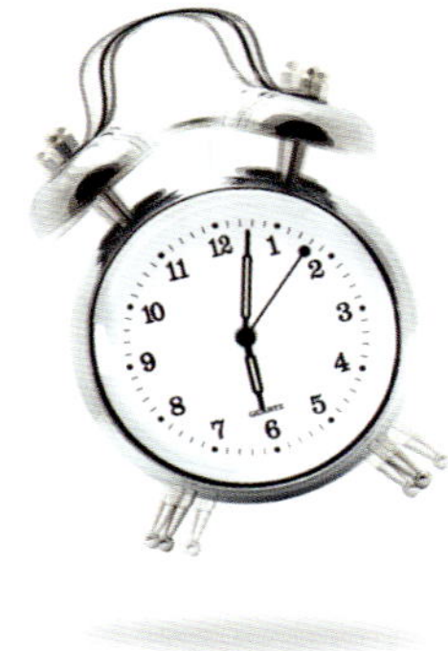

Zeit ist der eigentliche Luxusfaktor unserer modernen Gesellschaft. Doch wir haben verlernt, freie Zeit einfach als Müßiggang zu schätzen. Nicht zuletzt die Smartphones drängen in allerletzte offene Zeitfenster. Machen Sie also Feierabend, lernen Sie wieder, freie Zeit zu haben. Kinder brauchen keinen durchgetakteten Wochenplan. Die Eltern müssen nicht Manager und Limousinenservice für die Kleinen spielen. Die Kindheit muss unverplant sein, das macht Kindheit aus. Ein Stück dieser Freiheit sollten Sie beibehalten.

5. Umweltverschmutzung, Meteorite, Mikroben im Essen und vieles mehr

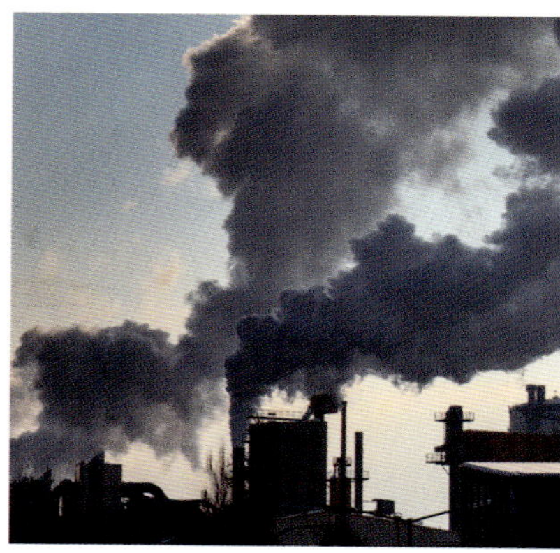

Viele sehr sensible Menschen leiden unterschwellig an Sorgen um diese Themen. Das stresst ein Leben lang.

Lernen Sie, die ganz vagen Bedrohungen der Menschheit nicht zu nah an sich heranzulassen. Sie als einzelner Mensch können nichts daran ändern. Wenn alle Chinesen Auto fahren wollen, ist es egal, ob Ihr Auto vier oder fünf Liter Benzin auf 100 Kilometer verbraucht. In 50 Jahren wird sich das Problem von selbst lösen, wenn kein Benzin mehr da ist. Genießen Sie das Leben, dazu ist es da. Der Mensch hat schon immer eine Schwäche für eine gewisse Lebens-Skepsis gehabt, das scheint uns angeboren zu sein. Im Mittelalter waren die Menschen von einem real nahenden Ende der Welt überzeugt. Damals war diese

Furcht religiös verankert. Manchmal scheint es mir, dass heute die Angst vor Umweltverschmutzung diese Funktion übernimmt.

Lernen Sie also, nicht alles so ernst zu nehmen, auch sich selbst nicht. Schieben Sie die Verantwortung für politische Dinge auf die Politiker ab. Das ist deren Job, sie werden unser Geld schon sichern. Und wenn nicht, können Sie es sowieso nicht ändern. Meine Oma hat dreimal eine Geldentwertung miterlebt, sie ist trotzdem uralt geworden. Das Leben geht immer weiter.

6. Arbeit

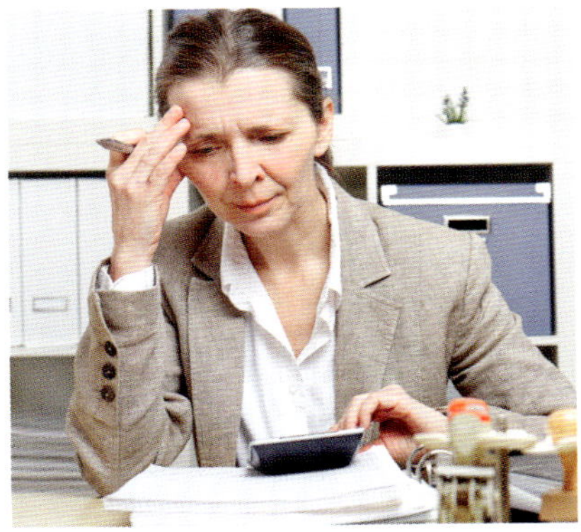

Auch beim Thema Arbeit gibt es viele verschiedene Sichtweisen. Eine Überlastung ist schlimm, eine Unterforderung kann jedoch noch schlimmer sein. Wenn Sie nicht gerne arbeiten gehen oder schon innerlich gekündigt haben, liegt etwas im Argen. „Love it or leave it" ist in Amerika ein feststehender Begriff. „Liebe es oder verlasse es." Niemand sollte länger als zwölf Monate in einem Job feststecken, der ihm nicht zusagt. Aber seien Sie gnadenlos ehrlich zu sich. Liegt Ihre schlechte Laune wirklich an Ihrem jetzigen Job? Oder wäre es in einem neuen Job dasselbe Spiel? Sind Sie tief im Inneren nicht doch froh, Ihren Job zu haben? Wenn dem so ist, hören Sie auf zu nörgeln und nehmen bitte den Zettel von der Pinwand, auf dem steht „Man muss nicht verrückt sein, um hier zu arbeiten, aber es hilft." Denn so ein Zettel stresst unbewusst alle anderen Mitarbeiter.

Sie neigen dazu, stets über Ihr Soll zu arbeiten und perfektionistisch zu sein? Das führt zu einer dauernden Überforderung? Dann fehlt Ihnen auf jeden Fall die heilsame Erfahrung, in der Vergangenheit eine Aufgabe völlig in den Sand gesetzt zu haben. Denn die Welt dreht sich weiter, auch wenn Sie persönlich versagt haben. Es ist jedoch sehr schwer, freiwillig zu versagen. Natürlich kann ich Ihnen nicht raten, Ihre Arbeit nicht korrekt zu erledigen. Doch Sie müssen sich klarmachen, dass Sie stets mehr arbeiten, als von Ihnen erwartet wird. Es wäre sehr hilfreich für Sie, wenn Sie sich zwingen könnten, ein Projekt einmal nicht mit voller Leistung zu Ende zu bringen. Selbst wenn Sie mit gefühlten 75 Prozent Ihres normalen Arbeitseinsatzes an die Sache herangehen, wären alle zufrieden. Niemand kann Sie so antreiben wie Sie sich selbst, wenn Sie perfektionistisch sind. Das gilt auch für Selbstständige.

Der Selbstständige muss sich zwingen, Urlaub zu nehmen und Feierabend zu machen. Sonst besteht die Gefahr, dass er selbst und ständig arbeitet. Arbeit ist laut Definition der Wissenschaft eine Tätigkeit, die Sie tun, um Geld zu verdienen, und die Sie bis zur Rente ausüben können ohne krank zu werden. Früher wurden die Menschen oft krank wegen körperlich harter „Maloche", heute wegen Stress und wegen Über- oder Unterforderung. Doch letzten Endes soll Arbeit nicht krank machen. Unser Gehirn braucht Auszeiten völliger Entspannung. Das ist von der Natur so vorgesehen.

7. Stress im Alter

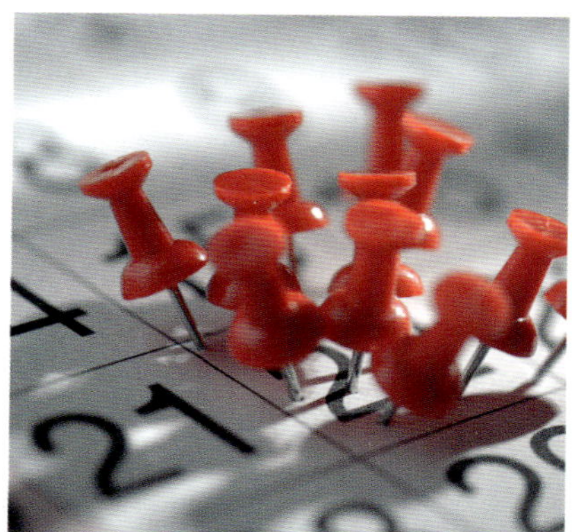

Es tut mir leid: Wenn dem so ist, machen Sie etwas grundsätzlich falsch. Wenn Sie aus dem Erwerbsleben ausgestiegen sind, gibt es absolut keinen Grund mehr, sich zu stressen.

Überdenken Sie alle Ihre Termine, Ihre Hobbys und Ihre Finanzen. Manchmal verrennen sich Familienmitglieder in festgefahrenen Positionen und stressen sich den ganzen Tag. Brechen Sie diese Gewohnheiten auf und reagieren Sie kreativ und unerwartet. Frauen könnten mit auf den Fußballplatz und Männer mit zum Shopping gehen. Wenn das geschieht, wird das jeweils andere Geschlecht einsehen, dass es gar nichts zu Nörgeln gibt. Denn Männer und Frauen wollen manche Dinge lieber allein erleben.

Unter den zahlreichen physiologischen „Stresssystemen“ nimmt die Hypothalamus-Hypophysen-Nebennierenrinden-Achse – im Folgenden nach der angloamerikanischen Terminologie als „HPA“ abgekürzt – eine Sonderstellung ein. Bei der HPA handelt es sich um eine dreigliedrige Hormonachse, die aus dem hypothalamischen Peptidhormon CRH (Corticotropin-Releasing Hormon), dem hypophysären Peptidhormon ACTH (Adrenocorticotropes Hormon) sowie dem Nebennierenrinden-Steroid Cortisol besteht. Die drei sezernierten Hormone bilden mehrere negative Rückmeldeschleifen, um auf allen drei Gewebsebenen eine optimale Regulierung der Produktion und Sekretion dieser Botenstoffe zu gewährleisten. Eine Dysfunktion der HPA-Achse wird ursächlich in Verbindung gebracht mit der Entstehung oder Pathogenese unterschiedlichster Erkrankungen, wie Depression, Krebs oder Neurodermitis. Das Endprodukt der HPA-Achse, Cortisol, übt nachhaltige Effekte auf nahezu alle Organe des Körpers aus. Praktisch jede kernhaltige Zelle ist eine potenzielle Zielzelle für das Steroidhormon Cortisol, welches aufgrund seiner hohen Fettlöslichkeit und des geringen molekularen Gewichts problemlos die Doppellipidmembranen unserer Körperzellen durchdringt und an die cytosolischen Rezeptoren bindet. Abhängig vom genetisch determinierten „Auftrag“ der Zielzelle beeinflusst Cortisol sowohl den Körperstoffwechsel, das Immunsystem als auch das Gehirn. Eiweiß-, Kohlenhydrat- und Fetthaushalt werden durch Cortisol ebenso (mit-)gesteuert, wie die zelluläre, humorale und unspezifische Körperabwehr von diesem Steroid kontrolliert wird. Nach heutigem Wissensstand ist Cortisol das stärkste Immunsuppressivum, das unser Körper selbst produziert. Allerdings wirkt Cortisol nicht nur unterdrückend auf die Körperabwehr; es mehren sich die Hinweise darauf, dass einige Immunparameter durch Cortisol stimuliert werden. Darüber hinaus übt Cortisol nachhaltige Effekte auf zentralnervöse Strukturen aus. Komplexe Prozesse wie Aufmerksamkeit, Vigilanz oder Gedächtnis unterliegen einer partiellen Kontrolle des Nebennierenrindenhormons.[48]

Mit diesen 3 Übungen entspannen Sie schnell und effektiv

Lernen Sie, Langeweile zuzulassen. Die besten Übungen gegen Stress wirken auf den ersten Blick lächerlich einfach, aber Sie helfen immer.

Sie werden an dieser Stelle nichts von revolutionär neuen Techniken mit tollen, englischen Namen lesen. Denn die drei besten Übungen zur Reduktion Ihres Stresses sind kinderleicht. Wenn Sie diese Übungen genau wie beschrieben ausführen, werden Sie sofort entspannen. Sofort.

Übung 1

Sorgen Sie dafür, dass Sie garantiert ungestört sind. Das heißt konkret: Schalten Sie alle Technik aus, die piepsen kann (Handy, Rechner, Fest-

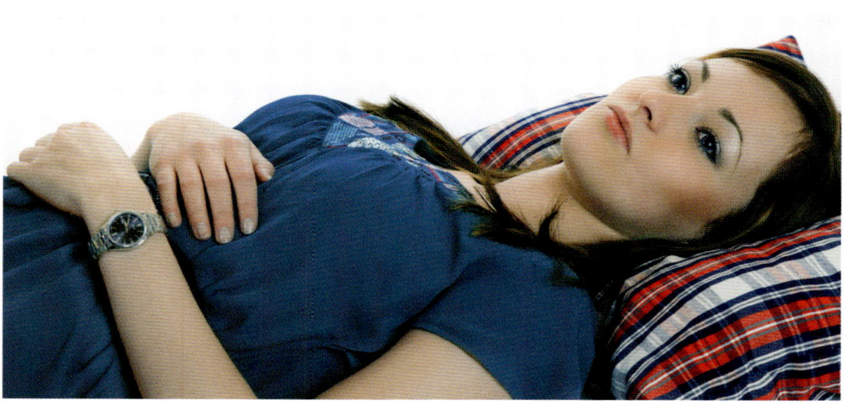

netztelefon). Begeben Sie sich an einen Ort, wo Sie die Türklingel nicht hören können, oder schalten Sie die Türklingel aus (seien Sie kreativ: Haben Sie daran gedacht, dass der ruhigste Ort der Wohnung der Keller, der Dachboden oder die Garage ist?). TV, Radio und Stereoanlage haben Sie natürlich ebenfalls ausgeschaltet. Das Einzige, was zu hören sein darf, ist das Ticken einer Uhr.

Legen Sie in diesem Raum eine feste, warme Unterlage auf den Boden (Isomatte, mehrere Decken oder Handtücher). Ein Bett oder ein Sofa erfüllen nicht denselben Zweck, es ist zu kuschelig und zu gewohnt auf diesen Möbeln. Dann legen Sie sich genau 45 Minuten dort hin und starren auf eine Wand oder die Decke. Nicht 30 Minuten, nicht 60 Minuten, tun Sie es genau für 45 Minuten.

Wenn der Raum zu kalt sein sollte, nehmen Sie sich eine warme Decke mit oder ziehen Ihren Wintermantel an. Das war es. Glauben Sie mir, diese Übung ist die sofortige Rettung für gestresste Menschen.

Übung 2

Diese Übung ist die einfachste aller Yoga-Übungen. Sie können Sie sofort nach Übung 1 anschließen, da Sie ebenfalls flach auf dem Rücken liegen. Ihr Vorgehen sieht wie folgt aus:

Sorgen Sie für eine Umgebung, in der Sie ungestört sind. Legen Sie sich flach auf den Rücken. Legen Sie beide Arme so auf den Bauch, dass die Hände unter Ihrem Bauchnabel aber oberhalb Ihres Schambeines liegen. Die Hände liegen ganz nah zusammen, entspannen Sie Ihre Muskeln, alles soll ganz ohne Anstrengung sein. Dann schließen Sie die Augen und atmen ganz langsam ein und aus. Atmen Sie so langsam wie möglich, aber versuchen Sie nicht, einen neuen Weltrekord im „Langsam-Atmen" aufzustellen. Alles soll Ihnen locker und leicht fallen. Während Sie nun auf dem Rücken liegen und langsam atmen, konzentrieren Sie sich auf Ihren unteren Bauch, den Sie gerade in Ihren Händen halten. Dies machen Sie so lange, wie Sie möchten, mindestens aber sieben tiefe Atemzüge lang.

Diese Übung ist ebenfalls eine prima Hilfe, um einzuschlafen.

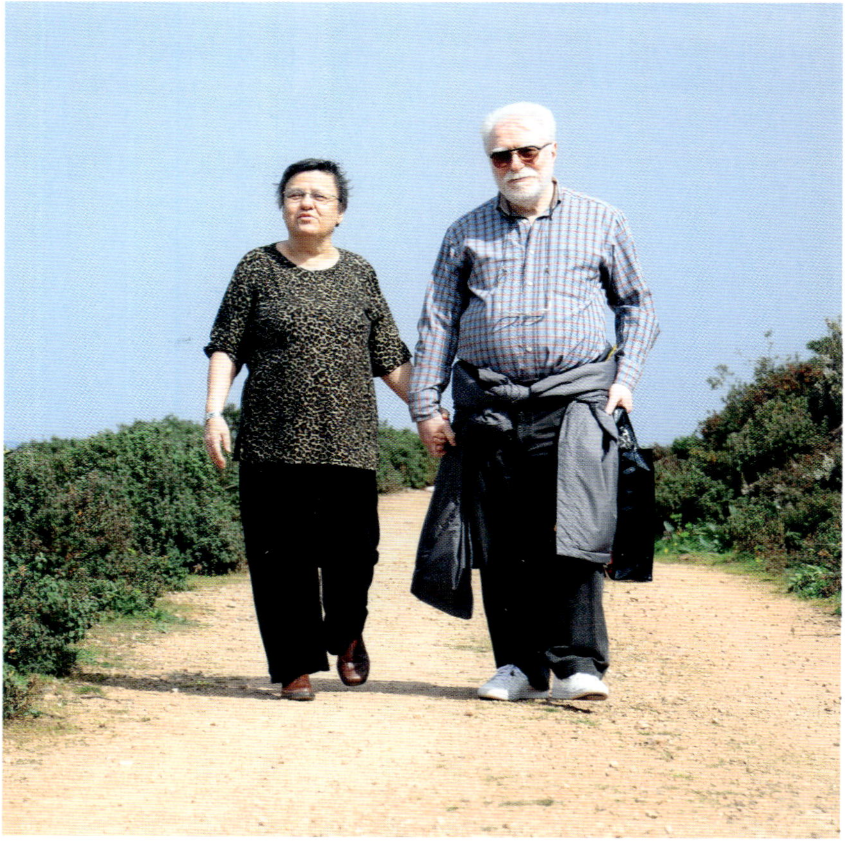

Übung 3

Diese Übung senkt sofort Ihren Stress, verbessert nachweislich Ihre Gesundheit und verringert Ihren Blutzucker. Die Übung lautet: Gehen Sie 30 Minuten spazieren, am besten in der Natur. Handy und Infotainment haben Sie natürlich zu Hause gelassen. Das Gehirn kommt nach einer kurzen Auszeit auf ganz neue Ideen. Wenn Sie also lange über die Lösung beruflicher oder privater Probleme gegrübelt haben, zwingen Sie sich, spazieren zu gehen. Nach einem Spaziergang kommt Ihnen eher die Lösung des Problems, als wenn Sie weiter am Schreibtisch sitzen bleiben.

So können Sie auch entspannen

Des Weiteren helfen Ihnen natürlich alle Tätigkeiten, die Ihnen gute Laune machen oder Sie entspannen, bei einer Reduktion Ihres Stresses. Ich kann Ihnen lediglich einige Anregungen geben.

- Lassen Sie sich massieren.
- Gehen Sie in die Sauna.
- Besuchen Sie ein Konzert.
- Besuchen Sie liebe Verwandte.
- Laden Sie Freunde zu einem Spiele-Abend ein.
- Schlendern Sie über eine Kirmes ohne allzu geizig zu sein. Gönnen Sie sich, was Sie gerne möchten.
- Schaffen Sie sich einen Hund an.
- Lernen Sie Yoga. Da Männer Yoga regelmäßig als verweichlicht ansehen, könnte das starke Geschlecht zunächst mit Krafttraining mit dem eigenen Körpergewicht (Bodyweight-Exercises) eine Beziehung zum eigenen Körper aufbauen. Nach einiger Zeit reift der Wunsch nach Yoga von ganz allein.
- Feiern Sie mal wieder eine Party. Am besten treffen Sie sich zum Grillen im Stadtpark, dann können Ihre Gäste selbst für die Dinge zum Verzehr sorgen – Sie selbst haben keinerlei Stress mit Vorbereitung und Aufräumen.

Yoga kann zu mehr innerer Ruhe und Ausgeglichenheit führen. Mit Hilfe von Entspannungsübungen wird der Abbau des Stresshormons Cortisol gefördert. Der Blutdruck sinkt, die Verdauung wird angeregt, und das Immunsystem wird gestärkt. All das führt zu weniger Stress im Körper und mehr Ausgeglichenheit. Yoga kann zudem Angstzuständen, Panik, Depression, Müdigkeit, Asthma und Schlaflosigkeit entgegenwirken.[49]

Bewegung: Mit Sport besiegen Sie Ihren Diabetes

Um Ihren Diabetes zu bekämpfen, müssen Sie keine Sportskanone werden. Es reicht völlig aus, wenn Sie die Treppen steigen, statt den Aufzug zu benutzen, zum Einkaufen gehen Sie zu Fuß, statt das Auto zu bemühen. Sie können ohne zusätzlichen Zeitaufwand für ausreichend Bewegung sorgen.

Gäbe es eine Pille, die alle positiven Eigenschaften körperlicher Bewegung herbeiführen könnte, wäre diese Pille der absolute Verkaufsschlager. Wissenschaftler können unter dem Mikroskop am Aussehen Ihrer Zellen und Ihres Gewebes beurteilen, ob Sie Sport treiben oder nicht. Sport ändert den Aufbau Ihres Körpers auf zellulärer Ebene. Alle Abläufe in Ihrem Körper werden besser sein, wenn Sie Sport treiben. Sport verlängert Ihr Leben, lässt Sie besser aussehen und weniger oft krank werden.

Es gibt jedoch einen großen Irrtum bezüglich der Beziehung von Sport und Gewicht: Körperliches Training führt nicht zwangsläufig zu einer Gewichtsabnahme. Das Problem liegt darin, dass Sport Appetit macht. Sehr oft verfallen gerade Hobbysportler der Verführung, ein wenig mehr zu essen, denn sie „haben ja gerade so hart trainiert“. Dieses Schicksal erleiden vor allem die Schwimmer. Beim Schwimmen kommt zur körperlichen Anstrengung immer eine Auskühlung hinzu. Der Körper antwortet mit gesteigertem Appetit. Gleiches passiert mir zum Beispiel immer, wenn ich im Winter auf die Idee komme, mit dem Rad oder auf Langlaufski zu trainieren. Ich nehme regelmäßig wegen Sport zu.

Deswegen will ich zu Beginn dieses Kapitels nochmals auf die grundlegende Bedeutung der Ernährung zu sprechen kommen, wenn Sie Gewicht verlieren wollen. Ich möchte Ihnen zeigen, wie lange Sie trainieren müssen, um aufgenommene Kalorien wieder loszuwerden.

Kaloriengehalt eines typischen Burger-Menüs

- ein großer Burger
- eine große Pommes mit Ketchup und Mayonnaise
- eine große Cola
- ein gemischter Salat mit Hausdressing
- ein Milchshake mit Schokoladen-Erdbeer-Geschmack

= verspeisen Sie dieses Menü, nehmen Sie 2.277 Kalorien auf.

Mit dieser Menge an Kalorien können Sie ohne Pausen

- 3 Stunden 45 Minuten Treppe steigen oder
- 6 Stunden 30 Minuten wandern oder
- 6 Stunden 50 Minuten Rad fahren.

Jeder, der dieses Menü isst und im Anschluss nicht 3 Stunden und 45 Minuten ohne Unterlass eine Treppe hinaufsteigt, wird unweigerlich zunehmen. Ernähren Sie sich klug, dann ist eine Gewichtsabnahme keine Zauberei. Ein weiteres Problem ist, dass Bewegung absolut keinen Spaß macht, wenn Sie Übergewicht haben. Wenn Sie Gewicht verlieren, macht Sport erst richtig Spaß.

Selbst wenn Sie nicht abnehmen, sind die positiven Effekte körperlicher Bewegung nicht von der Hand zu weisen. Wenn Sie es salopp formulieren möchten: Besser dick und fit als dick und untrainiert. Die Wissenschaft streitet noch darüber, wie Sport Diabetes bekämpft. Aber es ist unumstritten, dass körperliche Bewegung Ihren Blutzucker senkt. Diskutiert wird unter anderem eine zahlenmäßige Zunahme der Insulin-Rezeptoren.

Bei Diabetikern Typ II wirkt Bewegung besser als jedes Medikament. Sie können mit Sport Ihre Lebenserwartung verlängern.[50]

Eine Reduktion der Körpermasse von 10 Prozent könnte die Stoffwechselentgleisung der meisten Diabetiker normalisieren.[51]

Folgende Beobachtungen sprechen für ein Ausdauertraining möglichst mit zusätzlichen muskelkräftigenden Übungen zur Behandlung des Typ-2-Diabetes:

Trainingsbedingte Gewichtsabnahme sowie Muskelaufbau mit Abnahme des intramuskulären Fettes und des viszeralen Fettgewebes. Auch bei konstant gebliebenem Körpergewicht Rückbildung des muskulären und viszeralen Fettes mit nachfolgender verbesserter Insulinsensitivität durch Training.

Langstreckenläufer und körperlich trainierte Männer in mittlerem Alter haben niedrigere Plasmainsulinspiegel als gesunde Untrainierte, möglicherweise als Folge einer Zunahme der Insulinrezeptoren unter körperlichem Training.

Infolge der höheren Insulinempfindlichkeit ist bei Ausdauertrainierten die Glukosetoleranz verbessert und die Glukoseverstoffwechselung erhöht.

Offensichtlich können bereits kurze Trainingseinheiten bei Typ-2-Diabetikern die Blutglukose durch Verstärkung der Insulinwirkung senken. Auch in prospektiven Untersuchungen konnte nun ein verringertes Diabetes-Risiko (Typ 2) durch regelmäßiges körperliches Training nachgewiesen werden.[52]

Warum bewegen sich Ihre Muskeln, warum schlägt Ihr Herz?

Wir Menschen essen, um einen Stoff namens Adenosintriphosphat (ATP) herzustellen. ATP lässt unser Herz schlagen.

Ich habe in vorherigen Kapiteln mehrmals auf den Brennstoff unserer Körperzellen hingewiesen, das sogenannte ATP. Dem ATP kommt auch bei der körperlichen Bewegung eine Schlüsselrolle zu.

So bewegt ATP Ihre Muskeln

In jeder einzelnen Muskelzelle sind unzählige kleine Elemente vorhanden, die ähnlich wie ein Klettverschluss ineinandergreifen. Doch im Gegensatz zu einem echten Klettverschluss können in Ihrem Körper die kleinen Köpfchen des zellulären „Klettverschlusses" abknicken. Wenn das geschieht, hat sich die Muskelzelle um ein winziges Stück verkürzt. Deswegen können Muskeln sich nur aktiv zusammenziehen und niemals verlängern.

Über Sehnen und Bänder sowie über die Zuhilfenahme der stützenden Knochen kommt es zu einer sinnvollen Bewegung. Die nachfolgenden Abbildungen sollen die Bedeutung des ATP für Ihre Bewegung verdeutlichen.

Diese Vorgänge laufen in unserem Körper in jeder Sekunde viele Milliarden Mal ab. Wir produzieren in unserem ganzen Leben ungefähr 1.000 Tonnen ATP. Das ATP unterliegt einem ständigen Kreislauf.

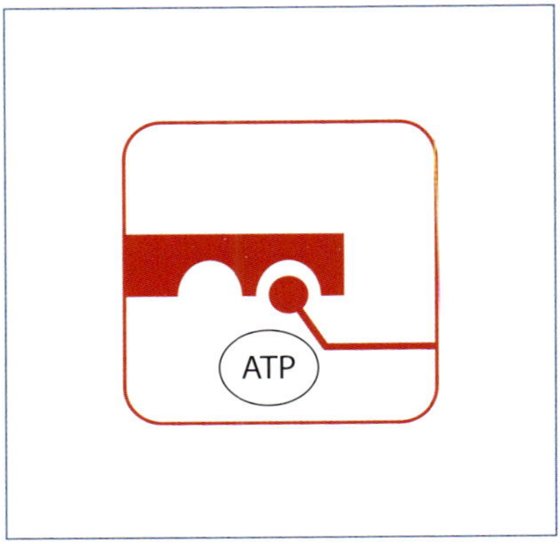

Muskelbewegung 1: ATP setzt an einem kleinen intrazellulären Stift an.

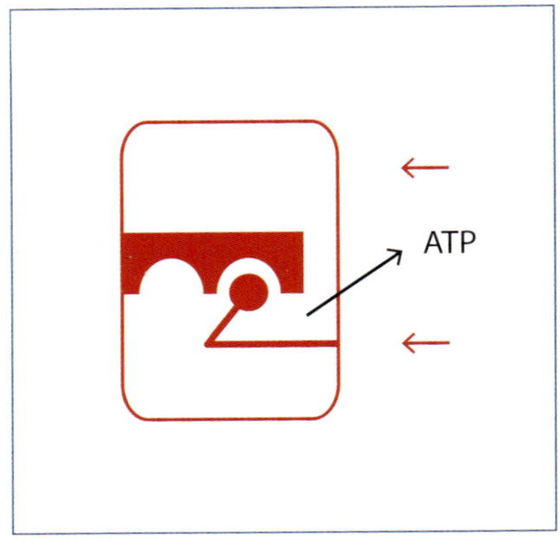

Muskelbewegung 2: ATP wird verbraucht. Der kleine Stift knickt ein. Die Muskelzelle hat sich etwas verkürzt.

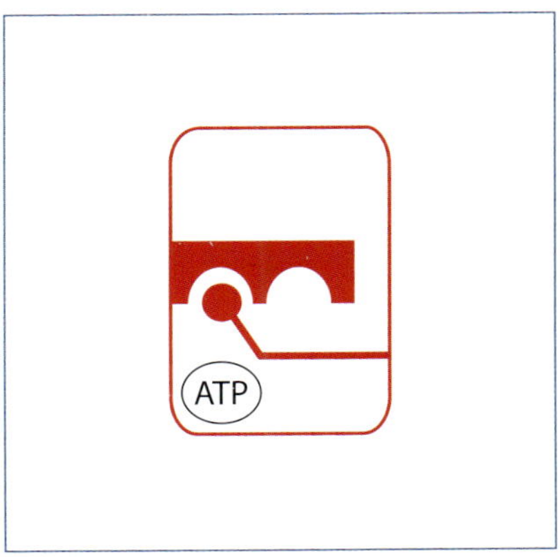

Muskelbewegung 3: Neues ATP lässt den Stift an den nächsten Punkt andocken.

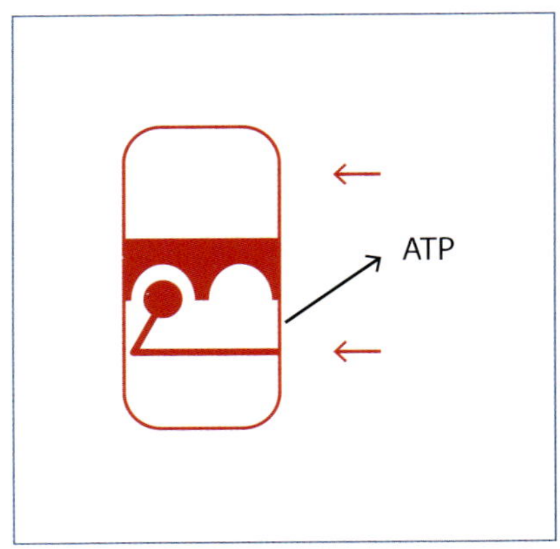

Muskelbewegung 4: ATP wird verbraucht. Der kleine Stift knickt ein. Die Muskelzelle hat sich nochmals verkürzt.

Adenosindiphosphat (ADP) ist ein Nucleotid, bestehend aus dem Diphosphat des Nucleosids Adenosin. Es entsteht bei der Hydrolyse von Adenosintriphosphat (ATP). Adenosin mit einer einteiligen Phosphorkette heißt analog Adenosinmonophosphat (AMP); mit einer dreiteiligen Phosphorkette heißt es Adenosintriphosphat (ATP).

ATP ist von diesen drei Molekülen das energiereichste Molekül, AMP das energieärmste. Dabei wird die Bindung zwischen dem zweiten und dritten Phosphat der Phosphatkette aufgelöst. Das Substrat wird phosphoryliert, das heißt, Substrat und Phosphat verbinden sich zu einem Molekül. Das Produkt ist energiereicher als das Substrat. Das energiearme ADP wird durch energieliefernde Reaktionen im Körper wieder zum energiereichen ATP phosphoryliert.

Bei allen Eukaryoten, also allen Pflanzen und Tieren, finden diese Reaktionen in ganz bestimmten Teilkörperchen (Organellen) der Zelle, den Mitochondrien, statt. Der Schlüssel zum Verständnis liegt in der Übertragung der chemischen Energie aus oxidativen Prozessen (Atmung) zu Muskelarbeit, der in der Zufuhr von ATP besteht (innere Atmung). Dieses wird zu ADP und zirkuliert wieder zum oxidativen Prozess usw.

ADP und ATP sind gewissermaßen die Getriebezahnräder der zum Antrieb der Energie verbrauchenden Vorgänge innerhalb der Zelle und der Sauerstoffzufuhr durch das Blut an die Zelle heran.[53]

Testen Sie vorher Ihren Fitness-Zustand

Drehen Sie ein Video von sich selbst. Machen Sie vor der Kamera ein paar Liegestütze oder Klimmzüge. Der Videobeweis wirkt umso überzeugender, wenn Sie nackt vor die Kamera treten. Nichts zeigt Ihnen schonungsloser die Wahrheit als das bewegte Bild von Ihnen selbst.

Folgende Kriterien geben eine ganz grobe Einschätzung Ihres Trainingszustands wieder. Im jeweiligen Lebensalter gelten die folgenden Leistungen als normaler Trainingszustand. Sollten Sie eines der Kriterien nicht erfüllen, ist schon etwas nicht normal. Wer also mit 25 Jahren keine fünf Klimmzüge schafft, ist nicht fit.

Lebensalter 20 bis 29 Jahre: 15 Liegestütz, 20 Kniebeugen, 5 Klimmzüge, 60 Minuten Dauerlauf in hügeligem Gelände ohne Pausen möglich.

Lebensalter 30 bis 39 Jahre: 10 Liegestütz, 15 Kniebeugen, 3 Klimmzüge, 60 Minuten Dauerlauf ohne Pausen möglich.

Lebensalter 40 bis 49 Jahre: 8 Liegestütz, 15 Kniebeugen, 1 Klimmzug, 45 Minuten Dauerlauf ohne Pausen möglich.

Lebensalter 50 bis 59 Jahre: 10 Liegestütz (dabei liegen die Hände nicht auf dem Boden, sondern auf einem Tisch), 10 Kniebeugen, zügiges Treppensteigen bis in den fünften Stock ohne Pausen.

Lebensalter 60 bis 69 Jahre: 7 Liegestütz (dabei liegen die Hände nicht auf dem Boden, sondern auf einem Tisch), 8 Kniebeugen, Treppensteigen bis in den fünften Stock ohne Pausen.

Lebensalter 70 bis 79 Jahre: 5 Liegestütz (dabei liegen die Hände nicht auf dem Boden, sondern auf einem Tisch), 5 Kniebeugen, Treppensteigen bis in den dritten Stock ohne Pausen.

Lebensalter 80 bis 89 Jahre: 5 Liegestütz im Stehen an eine Wand gelehnt, Aufstehen von einem Stuhl problemlos möglich, 10 Minuten spazieren gehen ohne Pause möglich.

Bewegungsmangel gilt heute als größtes Gesundheitsrisiko – sogar noch ein größeres als Rauchen oder Übergewicht –, eine kardiovaskuläre Krankheit zu erleiden. Das ist dadurch begründet, dass Bewegungsmangel oft mit Übergewicht, hohem Blutdruck, Diabetes mellitus Typ II und Fettstoffwechselstörungen kombiniert ist. Mit regelmäßiger körperlicher Aktivität kann man das Übergewicht um 100 Prozent, den hohen Blutdruck um 30 Prozent und das Risiko, an Diabetes Typ II oder Herzinfarkt zu erkranken, um je 50 Prozent verringern. In westlichen Ländern ist mehr als die Hälfte der Bevölkerung zu inaktiv und setzt sich damit einem gesteigerten Risiko aus, an kardiovaskulären Krankheiten, Diabetes etc. zu erkranken. Im Alter sind bewegliche Leute länger selbstständig und haben eine bessere Lebensqualität. Da offenbar im Moment mehr als die Hälfte unserer Bevölkerung freiwillig auf diese Vorteile verzichtet, gilt es, noch einiges an fundierter Aufklärungsarbeit zu leisten.[54] Körperliche Inaktivität ist medizinisch als lebensgefährlich zu klassifizieren.[55]

Vermeiden Sie die klassischen Sportlerfehler

Anfänger übertreiben gerne den sportlichen Ehrgeiz. Nach ein paar Tagen kommt der große Einbruch, und alle guten Vorsätze werden über Bord geworfen. Bewegen Sie sich mäßig, aber regelmäßig.

Es gibt ein klassisches Fehlverhalten beim Training. Das ist bei Männern und Frauen unterschiedlich. Ich schildere Ihnen dieses Fehlverhalten leicht überspitzt:

Trainingsfehlverhalten bei Männern

Männer trainieren sofort härter als die Spezialeinheiten der Armee. Dabei ernähren sie sich ausschließlich von Quellwasser und rohem Fleisch. Am liebsten würden die Männer im Wald in einem Zelt leben und die Karnickel mit der bloßen Hand erlegen.

Trainingsfehlverhalten bei Frauen

Frauen gehen in den ersten Tagen des geplanten Trainings nicht vor die Tür, weil das Wetter nicht so schön ist. Dann trainieren sie zusammen mit der besten Freundin. Doch statt sich anzustrengen, trotten die Damen nebeneinander her und plaudern. Weil sie Angst vor einer Hungerattacke haben, haben beide Frauen etwas Schokolade dabei. Die Hungerattacke kommt zwar nicht, aber die Schokolade essen sie trotzdem auf.

Merken Sie was? Mann und Frau werden ihr Training nicht durchhalten. Die Fehler, die beide Gruppen begehen, sind zwar völlig unterschiedlich, aber so kann niemand körperliche Bewegung als eine neue Angewohnheit in sein Leben integrieren.

Denken Sie immer daran, dass Ihr Diabetes für den Rest Ihres Lebens in die Schranken verwiesen werden muss. Sechs Tage, sechs Wochen oder sechs Monate Vollgas geben, um danach in den alten Trott zu verfallen, bringt Ihnen nichts. Ganz im Gegenteil: Sie werden ein schlechtes Gewissen mit sich herumtragen. Ich könnte in diesem Buch auf mehreren hundert Seiten ausführliche Trainingspläne drucken lassen. Diese Trainingspläne würden Sie in fünf Jahren zum Leichtathletik-Weltmeister Ihrer Altersklasse machen. Doch das funktioniert nicht. Niemand von Ihnen würde diese Trainingspläne umsetzen. Also werden Sie keine konkreten Trainingspläne finden. Stattdessen liegt mir sehr an Ihrer Einsicht, dass es in Ihrer Hand liegt, ob Sie Ihren Diabetes bekämpfen wollen oder nicht. Niemand kann Sie dazu zwingen.

So gelingt Ihr Trainingsvorhaben garantiert

1. Sie brauchen ein Ziel.
2. Sie brauchen einen Plan, wie Sie zum Ziel gelangen.

Das Allerwichtigste ist Ihre Einsicht, dass es zu Beginn Ihrer Sportlerkarriere ein winziger „Schalter" in Ihrem Bewusstsein ist, den Sie umlegen wollen. Dieser kleine Schalter unterscheidet in Ihrer Psyche zwischen „aktiv" und „passiv". Denn wenn Sie körperliche Bewegung meiden, ist die Wahrscheinlichkeit sehr groß, dass Sie ein passiver Mensch sind. Das heißt nicht, dass Sie den ganzen Tag rumtrödeln, ganz im Gegenteil. Auch wenn Sie viel arbeiten und tausend Termine haben, kann Ihr Leben doch passiv sein. Sie werden von Zwängen und schlechten Angewohnheiten durch Ihr tägliches Leben getrieben.

Eine Kleinigkeit neu zu etablieren bedeutet, „aktiv" zu werden. Wenn Sie also morgens nur eine Kniebeuge machen, kann das der Beginn Ihres neuen schlanken Lebens sein. Obwohl manche Menschen sich gerne innerlich unter Druck setzen, indem Sie sich im Fitness-Studio anmelden oder unfassbar teure Sportartikel kaufen, rate ich Ihnen, das nicht zu tun. Sie sollen gerne irgendwann viel Geld in Sport investieren, aber erst wenn Sie wirklich bei der Stange bleiben. In den ersten sechs Monaten benötigen Sie kein neues Equipment. Statt Hanteln nehmen Sie Steine oder irgendetwas Schweres. Joggen können Sie zur Not in alter, ausgemusterter Kleidung und ebensolchen Schuhen. Sie möchten lieber radeln? Sie selbst oder Ihr netter Nachbar haben bestimmt ein altes Fahrrad im Keller stehen. Wussten Sie, dass der neueste Trend völlig überteuerte Laufschuhe sind, die eine extra schlechte und ungedämpfte Sohle haben? Das soll den Läufer dazu zwingen, nicht mit der Ferse, sondern mit dem ganzen Fuß aufzutreten. Denselben Effekt bekommen Sie, wenn Sie die billigsten Schuhe beim Ramschhändler kaufen. Was ich damit sagen will: Es kommt auf Ihren Willen zur Bewegung an. Das Equipment ist völlig nebensächlich.

Im 3. Teil des Buches ab Seite 147 – dem Praxisteil – stelle ich Ihnen den jeweils passenden Trainingsplan für drei Ausgangslagen vor.

Hochleistungsathleten bewegen sich auf dem schmalen Grat zwischen zu geringem Training, um Spitzenleistungen zu erbringen, und Overreaching, mit entsprechend gravierenden Konsequenzen für Training und Wettkampf. Overreaching (OR, Überbelastung) bezeichnet einen Zustand, der durch einen ungeplanten und primär unerwarteten Leistungseinbruch gekennzeichnet ist. Diese Überbelastung ist das Resultat eines länger andauernden Ungleichgewichts zwischen Belastungs- und Erholungsfaktoren des Sportlers. Ein unbehandeltes Overreaching kann zu einem Übertrainings-Syndrom führen. Mit Übertrainings-Syndrom (Overtraining Syndrome, OTS oder Staleness) wird ein Symptomkomplex mit Krankheitswert bezeichnet, der auf eine systemische Erschöpfung des Athleten zurückzuführen ist. OR und OTS induzieren eine Vielfalt an strukturellen, neuroendokrinologischen, immunologischen, physiologischen und psychologischen Veränderungen. Aus diesem Grund kann kein einzelner, allgemein gültiger Parameter diese Veränderungen allein charakterisieren. Entsprechend vielfältig sind auch die Hypothesen, die der Pathophysiologie von OR und OTS zu Grunde gelegt werden.[56]

Ausdauertraining kann Ihren Diabetes mit besiegen

Ausdauertraining hilft Ihnen, Ihren Diabetes zu besiegen. Trainieren Sie mäßig, aber regelmäßig.

Ausdauertraining macht Spaß und verbessert Ihre Situation, wenn Sie Ihren Diabetes besiegen wollen. Welchen Sport Sie wählen, ist ganz Ihren Vorlieben überlassen. Alles, was Sie mindestens 30 Minuten durchgehend auf Trab bringt, gilt als Ausdauersport: Radfahren, Joggen, strammes Wandern, Inlinern, Rudern, Schwimmen, Tanzen oder Nordic Walking kommen hier infrage.

Ballsportarten sind nicht so gut als Ausdauertraining geeignet, da die Belastung meist sehr kurz und hoch ist, gefolgt von Phasen der Entspannung. Aber Fußball spielen ist auf jeden Fall besser, als auf dem Sofa zu liegen. Tun Sie also, was Ihnen Spaß macht. Der deutsche Hobbysportler neigt dazu, sich 45 Minuten total zu verausgaben, dann einzubrechen und völlig kraftlos nach Hause zu kommen. Das verstehen die meisten Hobbysportler unter Training. Diese Art des Trainings ist nutzlos, wenn nicht kontraproduktiv. Sie werden durch behutsames Training letzten Endes leistungsfähiger als mit intensivem Training.

Ihr Puls ist entscheidend

Das Maß für die Belastung beim Ausdauertraining ist die Herzfrequenz, der Puls. Jeder Mensch hat eine maximale Herzfrequenz, die er bei Maximalbelastung erreicht. Bitte versuchen Sie nicht, diesen Maximalpuls selber messen zu wollen. Dazu müssten Sie zum Beispiel in der afrikanischen Steppe vor einem Rudel hungriger Löwen weglaufen. Maximaler

Puls heißt maximale Anstrengung, Todesangst, Adrenalin. Das können wir beim Training absolut nicht gebrauchen. Für unsere Belange reicht ein Näherungswert völlig aus.

Maximalpuls = 220 – Lebensalter

Sind Sie 48 Jahre alt, wären das also 220 – 48 = 172. Ein Mensch mit 48 Jahren hat einen maximalen Puls von 172 Schlägen pro Minute. Ausdauertraining zur Erhaltung der Gesundheit sollte in einem gewissen Teilbereich des Maximalpulses stattfinden. Der Puls sollte 70 Prozent des Maximalpulses betragen. Ein 48-jähriger Mensch sollte mit 121 Herzschlägen pro Minute trainieren. Ich empfehle den Kauf eines Pulsmessers. Er misst über einen Sensor Ihren Herzschlag. Ein Pulsmesser vereinfacht es Ihnen, den Zielwert von 70 Prozent einzuhalten. Ein Pulsmesser ist zudem die beste Ausrede, es langsam angehen zu lassen.

Beachten Sie diese Puls-Regel

Haben Sie keinen Pulsmesser, sollten Sie folgende einfache Regel beachten:

Sie müssen bei Ihrem Ausdauertraining einzig durch die Nase atmen können. Ihr Mund bleibt zu.

Das ist die richtige Belastung. Sie können dieses Training stundenlang durchziehen, jeden Tag. Es besteht keine Gefahr, irgendetwas falsch zu machen oder in ein Übertraining zu verfallen. Wenn Sie völlig unsportlich sind, reicht es völlig aus, zunächst fünf Minuten spazieren zu gehen und im Anschluss fünf Minuten zu pausieren. Das wiederholen Sie, so oft Sie möchten. Es ist wichtiger, dauerhaft ein ganz klein wenig zu trainieren, als ein paar Tage Vollgas zu geben und dann wieder auf dem Sofa zu enden.

Die Ausdauer kann man in verschiedene Intensitätszonen einteilen, die durch zwei „Grenzbereiche" unterteilt werden. Der untere Grenzbereich befindet sich bei der Leistung, bei welcher mehr Laktat angesammelt als abgebaut wird, und wird aerobe Schwelle genannt. Der zweite Grenzbereich wird aerob-anaerober Übergangsbereich oder anaerobe Schwelle genannt, weil bei Belastungen oberhalb dieses Grenzbereichs der Sauerstoff nicht mehr reicht, um die im Muskel gespeicherte Energie in mechanische Arbeit umzuwandeln. Dadurch wird mehr Laktat produziert, als dass Laktat im Herz und in anderen Organen abgebaut wird. Belastet man in diesem Übergangsbereich, halten sich die Laktatbildung und der Laktatabbau während eines gewissen Zeitraums die Waage. Die aerobe Leistungsfähigkeit bestimmt, welche Intensität der Patient an der individuellen anaeroben Schwelle erbringen kann, während die aerobe Leistungskapazität bestimmt, wie lange der Patient diese Leistung an der anaeroben Schwelle halten kann, ohne dass das Blutlaktat ansteigt. Früher setzte man die anaerobe Schwelle fix bei 4 mmol/l an. Heute spricht man häufig von einer individuellen anaeroben Schwelle; das heißt, die Blutlaktatkonzentration an der individuellen anaeroben Schwelle variiert je nach Trainingszustand. So haben Personen mit guter Ausdauerleistung die individuelle anaerobe Schwelle unter, schlechter Trainierte über 4 mmol/l. Die anaerobe Schwelle kann der Untersucher anhand der Ventilation, der Blutlaktatkonzentration oder der Herzfrequenz bestimmen, am genauesten gelingt das mit einem Stufen-Spiroergometertest kombiniert mit einer Laktatmessung. Da diese Untersuchung teure Geräte benötigt, ist sie in den meisten Fällen in der Therapie nicht durchführbar. Eine einfachere und billigere Methode ist der Conconi-Test. Für die Durchführung benötigt man ein Herzfrequenzmessgerät, welches über einen Brustgurt die Herzfrequenz misst und diese alle fünf Sekunden an eine Uhr mit Speicherfunktion überträgt. Außerdem braucht man ein Fahrradergometer.[57]

Psyche: Ihr Schlüssel zum Erfolg beim Kampf gegen Ihren Diabetes

Egal wie die Frage auch lautet, die Antwort ist „Sex“.

(Woody Allen)

Ihre Psyche und Ihr Unbewusstsein spielen eine bedeutende Rolle, wenn Sie Ihren Diabetes besiegen möchten. Es soll in diesem Kapitel aber nicht darum gehen, Ihnen irgendwelche psychischen Störungen einzureden. Wir alle ahnen, dass Sie nur lange genug diagnostizieren müssten, und schon bekäme jeder Mensch auf dieser Welt eine psychische Störung attestiert. Alle positiven Charakterzüge können immer in eine Verhaltensauffälligkeit umschlagen. Von „risikofreudig“ zu „dissozial“ ist es nur ein kleiner Schritt, ebenso von „sorgfältig“ zu „zwanghaft“ oder von „wachsam“ zu „paranoid“. Deswegen müsste ich für jeden der 7 Milliarden Menschen auf diesem Planeten ein eigenes Kapitel schreiben, denn jeder Mensch ist anders. So kann ich an dieser Stelle nur sehr verallgemeinern. Trauen Sie sich, Ihre Psyche zu betrachten, und seien Sie ehrlich zu sich. Beginnen wir also mit der ersten wichtigen Frage:

Warum wurden Sie immer dicker und konnten nichts dagegen tun?

Ich habe Ihnen bereits dargelegt, dass Zucker, Fett, Chemie und schlechte Kohlenhydrate eine Art Sucht auf Sie ausüben. Alkohol, Nikotin, Zucker können süchtig machen, die Wissenschaft unterscheidet lediglich die Art der Sucht. Manchmal gibt es chemische Abhängigkeiten zwischen der Droge und dem Gehirn des Abhängigen. Manchmal sprechen Ärzte von einer Sucht, wenn im Gehirn die Regelkreise aus Motivation und Verstärkung aus dem Ruder laufen. Hierzu gehört etwa die Spielsucht. Natürlich dünstet der Daddelautomat beim Spielen keine chemische Droge aus, die vom Spieler begierig aufgesogen wird. Trotzdem kann ein Automatenspieler süchtig werden.

Sucht unterscheidet sich biologisch nicht von anderen motivierten Verhaltenszuständen wie Freude, Appetit oder Bindung. Die Euphorie, die durch das Suchtmittel ausgelöst wird, löst eine zwanghafte Suche nach dem Suchtmittel aus. Interessanterweise wird ein Rückfall nach einer Abstinenz meist nicht durch harte chemische Defizite im Hirn ausgelöst. Es sind in der Regel angelernte Verhaltensweisen (der Trinker geht in seine Stammkneipe, auch wenn er gar keinen Durst verspürt). Diese angelernten Verhaltensweisen wollen durchbrochen werden. Das dauert eine Zeit. Ihr Gehirn muss biochemische Abläufe und Verbindungen ändern. Darüber vergehen manchmal Jahre.

Aber haben Sie sich schon einmal gefragt, ob Sie tief im Inneren vielleicht dick sein wollen? Das hört sich erst einmal absurd an, denn jeder Übergewichtige würde sofort schwören, lieber dünn zu sein. Doch das stimmt nicht: Teile Ihres Unbewussten möchten dick sein. Und solange nicht Ihre ganze Psyche zur Gewichtsabnahme bereit ist, werden Sie niemals dauerhaft abnehmen können.

Diese Gründe können Sie unbewusst dick machen

- Männer sind zu faul für Krafttraining, möchten aber groß und stark sein. Wenn Männer einen riesigen Bauch haben, wachsen eben auch Schultern und Beine. Der dicke Mann stellt etwas dar, er ist kein Schwächling. Der Bauch kann auch eine Art Panzer sein, wenn im Berufsleben mit harten Bandagen gekämpft wird. Sprüche wie „Ein Mann ohne Bauch ist ein Krüppel“ kommen nicht von ungefähr. Ähnlich verhält es sich bei den Damen. Dicke Frauen haben volle Brüste und einen runden Po. Das weibliche Unterbewusstsein nimmt dafür Übergewicht in Kauf.

- Um den unbewussten Wunsch nach körperlicher Fülle in Ihrer Psyche zu verankern, können schon nichtige Kleinigkeiten ausreichen. Das mag der Fall sein, wenn die Oma stets den Wunsch nach einem fülligen Mann äußerte. Die Vorliebe der Oma mag ihren leidvollen Erfahrungen aus dem Krieg geschuldet sein, so etwas kann jedoch über Generationen beeinflussen. Ebenso könnten Sie zum Beispiel als Kind eine Nachbarin gehabt haben, die sehr dürr war und womöglich schlecht gelaunt dazu. Solch ein Detail kann ausreichen, dass Ihre Psyche Ihr ganzes Leben dafür sorgt, dass Sie dick werden.

- Generell ist das Bild vom „gemütlichen Dicken" in uns Menschen als etwas Positives verankert. Das scheint uns angeboren zu sein. Blättern Sie mal zurück an den Anfang dieses Buches. Im Vergleich zu den dünnen Naturmenschen ist uns die übergewichtige Person gleich sympathisch. Viele berühmte Volksschauspieler sind stark übergewichtig. Doch wollen Sie sympathisch wirken oder gesund sein?

- Heutzutage ist es immer wahrscheinlicher, dass Sie nicht dünn sein wollen, weil alle anderen dick sind. Wenn Sie heutzutage richtig schlank sind, fallen Sie auf. Der dünne Mensch bekommt andauernd Sprüche zu hören wie „Isst du nicht genug?" oder „Hast du Bandwürmer?" Das kann dünne Menschen sehr belasten und nerven.

- Sehr schwierig ist es, wenn Ihre Familie in Ihrer Kindheit Essen (vor allem Süßigkeiten) mit Geborgenheit und Liebe verknüpft hat. Dann kann der tiefere Sinn des Naschens darin liegen, dass Sie sich nach Ihrer Kindheit sehnen.

- Oft werden kleine Kinder von den Eltern genötigt, erst den Teller mit Gemüse zu leeren, bis Sie den Nachtisch essen dürfen. Obwohl die Eltern es eigentlich gut meinen, verankern sie so eine tiefe Abneigung gegen gesundes Essen beim Kind.

- Wenn Sie Probleme im Job, in der Familie oder mit Ihrer Sexualität haben, kann es sein, dass Sie sich mit Essen belohnen. Vor allem Frauen entwickeln ein oft absurdes Verlangen nach Zucker. Wenn dieses unbändige Verlangen nach drei Wochen konsequenten Verzichts auf Zucker immer noch besteht, liegt der wahre Grund Ihrer Zuckersucht in Ihrer Psyche.

- Einmal erlerntes Verhalten ist sehr schwer wieder loszuwerden. Der Volksmund spricht von „schlechter Angewohnheit“. Die Wissenschaft beginnt zu erkennen, welche unglaubliche Macht hinter schlechten Angewohnheiten steckt. Somit naschen viele Menschen den ganzen Tag, ohne dass sie es wirklich bemerken. Das Naschen ist automatisiert.

  Viele Menschen haben eine handfeste Essstörung, ohne davon zu wissen. Ärzte sprechen schon von einer Essstörung, wenn Sie häufig Diäten halten (auch wenn diese Diäten niemals etwas bringen) oder von Zeit zu Zeit Fressattacken haben.

- Natürlich essen bedeutet zu essen, wenn Sie Hunger haben, und so viel zu essen, bis Sie satt sind. Mehr Gedanken sollten Sie sich eigentlich nicht um das Thema Essen machen. Ich denke, Sie haben eingesehen, dass ein sorgenfreies Essverhalten ohne Gewichtszunahme in heutiger Zeit nur mit den richtigen Nahrungsmitteln möglich ist.

- Wenn der Übergewichtige dumm ist – ich meine das wörtlich im Sinne von „nicht so helle im Kopf“ –, besteht ein stark erhöhtes Risiko, dick zu bleiben. Ich glaube nicht, dass das bei Ihnen so ist, denn Sie sind dabei, dieses Buch zu lesen.

  Aber wie soll ein Arzt dicke Menschen von gesunder Ernährung überzeugen, wenn diese allen Ernstes behaupten, dass in Sauerkirschmarmelade kein Zucker sein kann (weil es ja Sauerkirschen sind und keine Süßkirschen). Was soll ein Arzt sagen, wenn seine Patienten ernsthaft glauben, dass die kleinen Tierchen in manchen ungewaschenen Salatköpfen die Vitamine sind?

> Die zentrale Schwierigkeit in der Behandlung adipöser Menschen besteht darin, dass sowohl der Arzt als auch der Patient die Krankheit nicht ernst nehmen.[58]

Warum versuchen so wenige Menschen, ihren Diabetes zu bekämpfen?

Die meisten Menschen haben Angst vor Veränderungen. Diabetes zu bekämpfen bedeutet aber, seinen Lebensstil aktiv zu ändern.

Ich habe Ihnen erklärt, dass eine Gewichtsreduktion der Schlüssel zur Bekämpfung von Diabetes ist. Doch die allerwenigsten Diabetiker versuchen abzunehmen. Auf lange Sicht gesehen ist es statistisch erfolgreicher, von einer Heroinsucht herunterzukommen, als Gewicht zu verlieren. Warum ist das so? Die Antwort lautet: Ihr Unterbewusstsein hat Angst. Das ist an sich nicht schlimm, denn Angst zu haben ist eine große Charaktereigenschaft des Menschen.

Aber hier arbeitet die Angst gegen uns, sie ist kontraproduktiv. Deswegen gilt es, dass Sie Ihre Ängste erkennen und in etwas Positives umwandeln. Die Angst, die im Unterbewusstsein steckt, ist bei jedem Menschen verschieden. Sie könnten generell Angst vor etwas Neuem haben. Oder Sie haben Angst davor zu verhungern. Und so können Sie mit starkem Willen planen, was Sie möchten. Wenn Sie Ihr Unterbewusstsein nicht mit auf die Reise nehmen, wird eine Gewichtsabnahme niemals gelingen. Sie werden es nicht schaffen, schlechte Laune bekommen und sich in tausend Ausreden flüchten. Wenn Sie sich Sätze sagen hören wie die folgenden, werden Sie niemals abnehmen:

„Mein Arzt hat mir die ganzen leckeren Sachen verboten!“
„Ich soll nur so ein gesundes Zeugs essen!“
„Ich esse doch gar nicht so viel.“
„Herr Doktor, an dem einen Stück Kuchen kann das bei mir aber nicht liegen.“
„So dick bin ich nicht!“

So tricksen Sie Ihr Unterbewusstsein erfolgreich aus

Wie gesagt, kann ich an dieser Stelle keine allgemein gültigen Ratschläge geben. Ein guter Coach, Ernährungsberater oder Arzt kann Ihnen helfen, wenn Sie sich aus Ihrer gedanklichen Sackgasse nicht selbst befreien können. Ein fähiger Berater wird auch völlig abstruse Tricks anwenden, denn so können Sie Ihr Unterbewusstsein überlisten. Zum Beispiel hilft es allen Menschen mit einem Wunsch nach Gewichtsabnahme, wenn sie morgens einmal zärtlich über den eigenen Bauch streicheln und dabei laut sagen: „Hallo, mein Bauch, du bist ein toller Bauch. Ich liebe dich, vor allem jetzt, da du ein wenig flacher geworden bist." Der massige Bauch des Übergewichtigen wurde über die Jahre mit Unmengen an Kalorien gepflegt. Ihr Bauch rebelliert sozusagen, wenn er seine Aufmerksamkeit nicht auf anderem Weg bekommt.

Sollten Sie festgestellt haben, dass Teile Ihres Unterbewussten groß und stark sein möchten und Sie deswegen stets zu viel essen, dann geben Sie diesem Teil Ihrer Psyche erst mal einen Namen. Nennen Sie diesen Teil Ihrer Persönlichkeit zum Beispiel „Arnold". Jeden Morgen nehmen Sie „Arnold" dann virtuell einmal an Ihre Schulter und sagen laut: „Arnold, alles klar? Bist du bei mir?" Haben Sie begriffen, dass einzelne (auch schon lange verstorbene) Familienmitglieder Ihre Sucht auf Süßes kultiviert haben, tun Sie Gleiches mit dieser Person. Sagen Sie also morgens laut „Hallo, Oma (oder Mama, Papa, Opa, Onkel etc.), mir geht es sehr gut, ich will nur nicht mehr so viel Schokolade essen!" Ich bin mir völlig bewusst, dass dieser Vorschlag auf Sie erst einmal völlig lächerlich, ja sogar verrückt wirkt. Doch die Wissenschaft ist gerade erst dabei, die biochemischen Vorgänge zu verstehen, die in unserem Gehirn und unserer Erinnerung wirken. Es gilt als sicher, dass Sie von einer schlechten Angewohnheit nicht einfach so wegkommen. Sie können eine schlechte Angewohnheit durch eine gute Angewohnheit ersetzen. Sonst haben Sie keine Chance. Und hier können so unkonventionelle Methoden wie die Ansprache an „Arnold" Wunder wirken. Denn wenn Sie Ihr Unterbewusstsein nicht überlisten, wird es nach einiger Zeit mit aller Macht zurückschlagen.

Ihr Unbewusstes ist ebenfalls beteiligt, wenn Sie den größten Fehler begehen, den es bei einer geplanten Gewichtsabnahme gibt: Sie essen sich nicht satt.

Vermeiden Sie den unbewussten Fehler Nummer 1 beim Kampf gegen Diabetes

Viele Menschen starten mit Übermut in die Ernährungsumstellung und tauschen nicht allein die Nahrungsmittel. Zusätzlich meinen sie, es sei eine gute Idee, ein wenig Hunger nach dem Essen zu verspüren, sie halten also eine Art Diät. Sie denken, so würde eine Gewichtsabnahme schneller eintreten. Diese Annahme ist falsch. Wenn Ihr Körper nach einem Essen nicht satt ist, hat Ihr Körper unterschwellig das Gefühl, in eine Notlage geraten zu sein. Ihr Wille wird eine Zeit lang Ihren Körper zwingen können, aber dann ist die Macht von Hormonen und Unterbewusstsein zu groß, und es läuft ein fatales Programm in Ihrem Körper ab. Dieses Programm möchte ich mit den folgenden Worten beschreiben: „Hilfe, es herrscht Hungersnot. Esse so viel wie du nur kannst und nimm keine Rücksicht auf irgendetwas oder irgendwen. Du musst für die nächste Hungersnot gewappnet sein und unbedingt mehr auf die Rippen bekommen als jemals zuvor!" Dieses Phänomen kennen Sie als Jo-Jo-Effekt. Die Wissenschaft entdeckt gerade erst die Macht der Hormone bei der Entstehung dieses Effekts.

Sie können nichts gegen dieses angeborene Schutzprogramm machen, es ist immer stärker als Ihr bewusster Wille. Diejenigen Menschen, die gegen Ihren Körper siegen und sogar bis zum Tode hungern können, sind psychisch schwer krank. Diese Menschen leiden an Bulimie. Wenn Sie sich mit den richtigen Nahrungsmitteln satt essen, werden Sie trotzdem Gewicht verlieren. Die Gewichtsabnahme braucht seine Zeit. Früher haben Sie gerne Süßigkeiten gegessen, wenn Sie Appetit verspürten? Dann essen Sie jetzt ein Vollkornbrot. Sie müssen essen, wenn Sie Hunger verspüren – sonst werden Sie zunehmen.

Warum wollen Sie Ihren Diabetes bekämpfen?

Hand aufs Herz: Wenn Sie mit Tabletten oder Insulin gut eingestellt sind und noch keine Folgeerkrankungen eingetreten sind, stellt Diabetes lediglich ein lästiges (und für die Gesellschaft teures) Übel dar. Natürlich sagen alle Diabetiker, dass sie ihre Krankheit gerne loswerden möchten. Doch wollen Sie das wirklich? Was wäre, wenn Sie schlank und gesund wären?

Dann hätten Sie viel Energie, denn Ihr schlanker Körper würde strotzen vor Tatendrang. Und Sie hätten viel Zeit, denn die lähmenden Stunden würden wegfallen, die Ihr Körper allein mit der Verdauung von Fett und schlechten Kohlenhydraten beschäftigt war. Sie brauchen also unbedingt eine Vorstellung von dem, was Sie dann tun möchten. Ansonsten überfällt Sie die totale Langeweile und damit verbunden die ganz große Gefahr, dass Sie in alte schlechte Angewohnheiten zurückfallen.

Besonders schwierig ist es, wenn der Partner oder die ganze Familie weiter dick bleiben möchten und am liebsten vor dem Fernseher lümmeln. So etwas macht Ihnen ein Abnehmen auf lange Sicht nahezu unmöglich.

Sehr oft hören Sie, Sie müssten Ihr Leben ändern, um abzunehmen. Das ist falsch. „Ihr Leben ändern“ trifft die Sache nicht wirklich. Ich weiß noch genau, wie es sich anfühlt, übergewichtig zu sein sowie abends mit ein paar Flaschen Bier und Chips auf dem Sofa rumzulümmeln – und zwar nachdem ich das große Menü von der Pommesbude verdrückt hatte. Heute mache ich das nicht mehr, aber mein Leben ist nicht wirklich anders geworden.

Es hört sich lächerlich an, aber ich muss ebenso schlafen, essen und zur Toilette gehen wie zuvor. Ich atme Luft ein und gehe mit zwei Füßen auf der Erde. Ich habe ein Auto, ich arbeite und ich feiere viele Partys. Es sind zwar weniger Partys als früher, aber das liegt lediglich daran, dass ich älter geworden bin. Meine neue Ernährung würde mir sogar erlauben, mehr Partys zu feiern, denn ich bin in jeder Hinsicht leistungsfähiger geworden.

Der Ausdruck „Ändern Sie Ihr Leben“ ist zu groß, er macht Ihnen Angst. Sie müssen nicht Ihr Leben ändern. Sie sollen lediglich einige Details austauschen, zum Beispiel Butterbrote zu Hause vorbereiten, wenn Sie eine lange Autofahrt vor sich haben. Die Butterbrote werden verhindern, dass Sie wie früher zu den amerikanischen Drive-In-Stationen fahren und dort schlechte Kohlenhydrate essen.

Sie wissen selbst am besten, was gut für Sie ist, und brauchen nicht alles in Ihrem Leben zu ändern. Selbst wenn Sie wie ich Ihre Ernährung komplett umstellen, bleibt fast alles gleich in Ihrem Leben. Es ist völlig normal, wenn Sie Angst vor Veränderungen haben. Das ist zutiefst menschlich. Ich rate Ihnen also, erst mal ein paar Testläufe zu starten. Nehmen Sie sich für einen begrenzten Zeitraum vor, irgendetwas ganz Kleines zu ändern. Durch diese winzigen Veränderungen lernt Ihr Gehirn, dass Sie selbst aktiv werden können. Das kann den Weg für die großen Veränderungen ebnen. Ich möchte Ihnen ein paar Anregungen geben.

Diese Veränderungen bringen Sie in Schwung:

Trinken Sie Wasser statt Bier

Wenn Sie gerne Bier vor dem Fernseher trinken, füllen Sie einmal Mineralwasser in Ihre Bierflaschen ein. Vorher haben Sie die Bierflaschen natürlich gut ausgespült. Machen Sie den Kronkorken wieder drauf: Alles soll sein wie immer, nur dass Sie statt Bier Mineralwasser trinken. Sie werden erstaunt sein, wie groß der psychische Effekt beim Biertrinken vor dem Fernseher ist. Zu einem Großteil besteht Ihre Motivation daraus, dass Sie etwas in der Hand haben und von Zeit zu Zeit daran nuckeln können. Diesen Effekt können Sie auch mit Mineralwasser erleben. Doch dann werden Sie feststellen, dass Ihnen das Fernsehprogramm nicht mehr so gut gefällt wie mit Bierkonsum. Bier beruhigt. Wer weiß, vielleicht schalten Sie in der Zukunft sogar öfter den Fernseher aus.

Machen Sie eine Kniebeuge täglich

Machen Sie morgens nach dem Aufstehen genau eine Kniebeuge. Diese neue Angewohnheit halten Sie sechs Monate lang bei, sonst ändern Sie nichts. Wenn Sie das schaffen, haben Sie zum ersten Mal in Ihrem Leben aktiv eine gute Angewohnheit etabliert. Das kann der Schlüssel zu einer dauerhaften Lebensumstellung sein. Bedenken Sie, dass Sie für den Rest Ihres Lebens Ihren Diabetes bekämpfen wollen. Nur eine winzige Kleinigkeit beizubehalten, bedeutet den ersten Sieg über schlechte Gewohnheiten. Das bahnt in Ihrem Gehirn eine neue – eine gesundheitsförderliche – Gewohnheit an und kann der Beginn Ihres neuen Lebens sein.

Gehen Sie zu Fuß

Wenn schönes Wetter ist, gehen Sie einmal zu Fuß dorthin, wo Sie sonst das Auto nehmen. Wenn es regnet, nehmen Sie wie gewohnt das Auto. Wenn Sie merken, dass Sie in der Lage sind, neue Angewohnheiten zu verankern, schreiben Sie sich einen Plan. Der Plan sollte nicht zu ambitioniert sein.

Ihr persönlicher Plan für neue Gewohnheiten:	
Woche 1	morgens eine Kniebeuge
Woche 2	statt Bier und Chips nur noch Wein, Schnaps und Erdnüsse
Woche 3	mittags eine Liegestütz
Woche 4	montags Handy aus
Woche 5	keine zuckerhaltigen Getränke mehr, stattdessen Mineralwasser
Woche 6	Vollkornbrot statt Weißbrot
Woche 7	keinen Schnaps und keine Erdnüsse
Woche 8	keine Geschmacksverstärker
Woche 9	gar keinen Zucker mehr

Und wenn Sie alle Tipps aus diesem Buch in Ihrem Leben verankert haben, sollte Ihr Diabetes verschwunden sein. Mehrere Millionen Diabetiker in Deutschland könnten ganz auf Medikamente verzichten, wenn Sie ein paar Kilogramm Gewicht verlieren würden.

Ein Schema ist ein aus vergangenen Lebenserfahrungen konstruiertes, kohärentes und relativ stabiles bewusstes oder nicht bewusstes kognitiv-emotional-behaviorales Muster. Es ermöglicht dem Individuum, aktuelle Informationen, Anforderungen usw. nach vorherigen Erfahrungen zu bewerten und bestimmte Verhaltensweisen zu initiieren. Diese individuelle Prozessierung ist zu einem gewissen Teil stereotyp, was dem Individuum hilft, in einer sich ständig verändernden Umwelt und in verschiedenen Lebenssituationen erfolgreich stabil zu leben. Ein vollkommener Mangel an Flexibilität der individuellen Prozessierung führt jedoch zu Erlebnissen und Verhaltensweisen, die maladaptiv sind und deswegen Grundlage einer Persönlichkeitsstörung sein können.[59] Es wird davon ausgegangen, dass Adipositas primär auf Irritationen des Hunger-Sättigungs-Mechanismus beruht, die aber sekundär über die zentralhypothalamische Steuerung psychovegetativ mitbedingt sein können. Psychologische Erklärungsansätze gehen davon aus, dass bei Adipösen häufig neurotische Entwicklungen auftreten, wobei der Grundkonflikt in einem erhöhten Abhängigkeitsbedürfnis bei gleichzeitigem Wunsch nach Unabhängigkeit liegen soll. Essen dient hierbei der Abwehr von Frustrationserlebnissen und Depressivität:

Unlust, Ärger, Aggression → Bedürfnis, diese Gefühle zu verdrängen → Essverhalten (z. B. Eisbecher) → schlechtes Gewissen, Wut, Abnehmversuch → Frustration[60]

Binge-Eating (Esssucht) ist die häufigste Essstörung. Die Kombination von gestörtem Essverhalten, körperlicher Inaktivität und sozialem Vermeidungsverhalten entwickelt sich zu einem Circulus vitiosus. Hier ist im Zweifelsfall nicht nur die Nahrungsmenge, sondern auch die Intensität der psychischen Begleitsymptomatik entscheidend.[61] Da Adipositas nun mal sehr vielseitig determiniert ist, müssen wir sehr individualisiert vorgehen und genau darauf achten, welcher vermutete Ursachenfaktor beim einzelnen Patienten im Vordergrund steht und den Ausschlag für den primären Behandlungsansatz gibt.[62] Die Diagnose einer Essstörung kann durch Verifizierung typischer Verhaltensweisen, Einstellungen und Erlebnisweisen sowie charakteristischer körperlicher Befunde mit hoher Reliabilität getroffen werden. Extensive Ausschlussuntersuchungen („Ganzkörper-MRT", Bestimmung aller messbaren Hormone) führen zu enormer zeitlicher Verzögerung und enormer Kostensteigerung, ohne die Reliabilität der Diagnostik wesentlich zu heben.[63]

III. DIABETES AKTIV BEKÄMPFEN: IHRE PERSÖNLICHEN PRAXISANLEITUNGEN

Rezepte für Ihren Alltag

Auf den nächsten Seiten möchte ich Ihnen einige einfache Rezepte für Diabetiker vorstellen. Alle Rezepte zeichnen sich dadurch aus, dass sie sehr wenig Zeit bei der Zubereitung in Anspruch nehmen und immer gelingen. Das ist mir persönlich wichtig, da ich nicht viel Zeit am Herd verbringen möchte. Wenn Sie die Mengen für zwei Tage kochen sowie die Hälfte der Portionen in den Kühlschrank stellen und am nächsten oder übernächsten Tag verzehren, werden Sie sich wundern, wie wenig Zeit Sie in Ihre gesunde Ernährung investieren müssen. Auf jeden Fall weniger Zeit, als das Auto aus der Garage zu holen und zur Pommesbude zu fahren.

Ich möchte meine Rezeptsammlung mit dem gesündesten Frühstück für Diabetiker beginnen. Auch wenn Sie bis jetzt kein Freund von Müsli waren, sollten Sie sich die Erfahrung gönnen und zwei Wochen lang Müsli zum Frühstück verzehren. Erst nach zwei Wochen fällen Sie Ihr Urteil über Frühstücks-Müsli. Wenn Sie bisher weiße Brötchen mit Butter und Honig oder Marmelade gefrühstückt haben, wird Ihnen das Müsli nicht sofort schmecken, das ist kein Geheimnis. Ist Ihr Geschmack jedoch wieder „normal", werden Sie niemals mehr auf Frühstücksmüsli verzichten wollen.

Alle Rezepte sind für zwei Portionen berechnet.

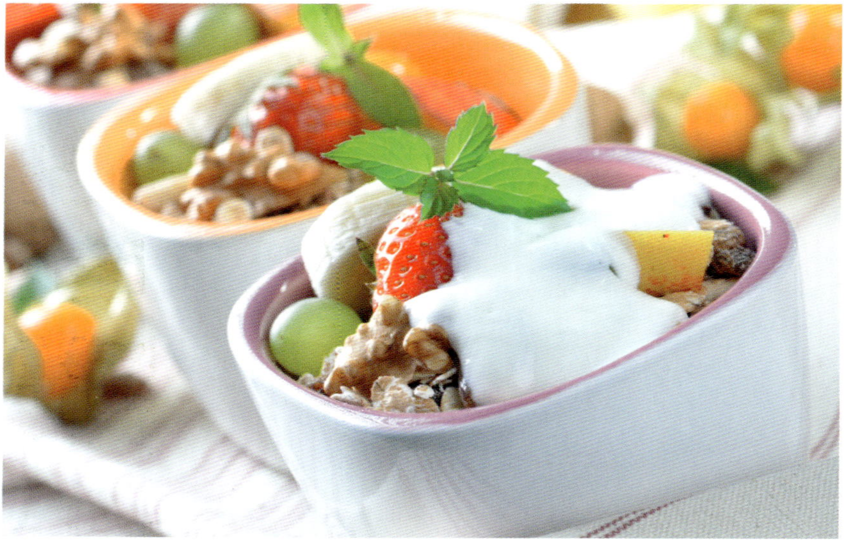

Das gesündeste Frühstück der Welt

Benutzen Sie zwei tiefe Teller oder zwei Müslischalen. Vermengen Sie in jedem Gefäß 5 EL Naturjoghurt und 60 g Haferflocken. Geben Sie zerteiltes Obst nach Belieben hinzu (ich empfehle ½ Apfel und ½ Banane). Fügen Sie 2 EL zerteiltes Trockenobst (Dörrpflaumen, Rosinen, getrocknete Aprikosen), 2 EL gehackte Nüsse und 1 TL Leinöl hinzu. Rühren Sie alles gut durch. Noch besser wäre es, wenn Sie Haferkörner frisch mahlen oder quetschen würden. Hierzu benötigen Sie jedoch eine geeignete Mühle oder Küchenmaschine. Diese allein zur testweisen Herstellung von Müsli anzuschaffen, ist zu viel des Guten. Kaufen Sie sich erst eine solche Küchenmaschine, wenn Sie sicher sind, dass Sie in der Zukunft stets Müsli zum Frühstück essen möchten. Dieses Müsli ist sehr gesund, macht lange satt und senkt dadurch Ihren Blutzucker.

Rohkostvorspeise

Ich empfehle Ihnen, vor jedem warmen Essen eine kleine Portion hochwertige vegetarische Rohkost zu essen. Sie können sich zum Beispiel einen kleinen vegetarischen Salat zubereiten. Wichtig ist, dass Sie hierbei keinen Schinken, keinen Käse und keine Croutons benutzen. Das Dressing sollten Sie immer selbst herstellen, nur so kennen Sie die Inhaltsstoffe. Alternativ können Sie 100 g eines Gemüses zusammen mit ½ Apfel raspeln sowie mit 1 TL saurer Sahne, Salz, Pfeffer und etwas Zitronensaft vermischen. Das funktioniert ganz hervorragend mit Rote Bete, Karotten und Sellerie. Wenn Sie wirklich immer eine Rohkostvorspeise essen, sorgen die pflanzlichen Anteile, dass Ihr Darm ein wenig länger braucht, die Kohlenhydrate aus der Nahrung aufzunehmen. Das führt zu einem langsameren Anstieg Ihres Blutzuckers. Es müssen keine großen Mengen an Rohkost sein, es reicht völlig, einen kleinen, aber hochwertigen Salat zu essen.

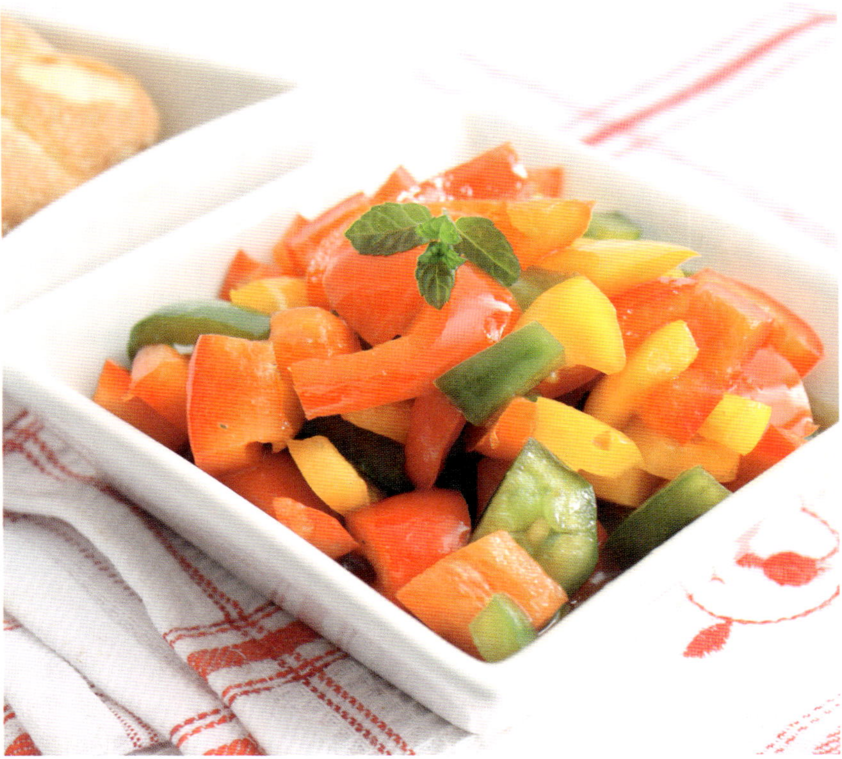

Der schnellste Salat der Welt

Schneiden Sie eine Packung mit Oliven-Tofu und zwei Tomaten in kleine Würfel – fertig. Oliven-Tofu bekommen Sie nicht in einem normalen Supermarkt, Sie werden ihn in einem Bio-Laden oder -Supermarkt finden.

Bohnensalat Trikolore

Kochen Sie 300 g grüne Prinzessbohnen in Salzwasser in etwa 15 Minuten gar. Lassen Sie währenddessen 250 g über Nacht eingeweichte große weiße Bohnen abtropfen und schneiden Sie eine Frühlingszwiebel in dünne Ringe. Halbieren Sie 150 g Cocktailtomaten, und schneiden Sie 50 g entkernte schwarze Oliven in kleine Stücke. Die fertig gekochten Bohnen schrecken Sie in kaltem Wasser ab. Vermengen Sie alle Zutaten in einer Schüssel, und geben Sie eine Salatsoße darüber. Neben der klassischen Essig-Öl-Vinaigrette benutze ich sehr oft die schnelle Variante einer Salatsoße: Geben Sie einen Teelöffel grobkörnigen Senf sowie zwei Teelöffel Essig in ein Glas und verrühren Sie beides. Geben Sie unter Umrühren Öl nach Belieben hinzu.

Birnenlauch mit Käse

Dünsten Sie eine Zwiebel in 1 EL Olivenöl glasig. Geben Sie 2 Stangen Lauch hinzu, die Sie zuvor in 1 cm dicke Streifen geschnitten haben. Fügen Sie 200 ml Wasser sowie etwas Sojasoße hinzu und dünsten Sie den Lauch gar. Kurz vor Ende der Garzeit fügen Sie 2 gewürfelte Birnen und 50 g gewürfelten Schafskäse hinzu.

Auberginen-Auflauf

Achteln Sie 200 g Tomaten und vermengen Sie diese mit einer kleingehackten Knoblauchzehe, 1 TL Oregano, Pfeffer, Salz, Chilipulver sowie Paprikapulver. Schneiden Sie eine Aubergine in 1 cm dicke Scheiben. Die Hälfte der Auberginenscheiben legen Sie dachziegelartig auf den Boden einer eingeölten Auflaufform und beträufeln diese mit Olivenöl. Verteilen Sie die Tomatenstücke darauf. Legen Sie die zweite Hälfte der

Aubergine auf die Tomaten, und beträufeln Sie sie mit Öl. Vermischen Sie 20 g geriebenen Emmentaler mit 2 EL Petersilie und 2 EL zerbröseltem Vollkornbrot. Streuen Sie die Käse-Brot-Mischung oben auf die Auberginenschicht. Geben Sie die Auflaufform in den vorgeheizten Backofen und backen Sie diese 30 Minuten bei 200 Grad.

Thunfisch trifft Erdapfel

Kochen Sie 350 g Kartoffeln gar. In der Zwischenzeit würfeln Sie eine Gurke und schneiden eine Frühlingszwiebel in feine Ringe. Halbieren Sie 150 g Cocktailtomaten. Geben Sie alles in eine Schüssel, und fügen Sie eine abgetropfte Dose Thunfisch naturell hinzu. Schälen Sie die kalt abgeschreckten Kartoffeln und schneiden Sie sie in Stücke. Vermengen Sie alles. Geben Sie eine Salatsoße nach Belieben hinzu.

Gemüsepfanne

Dünsten Sie eine Zwiebel in Olivenöl glasig. Geben Sie 200 g Gemüse hinzu. Braten Sie das Gemüse zwei Minuten mit, und geben Sie dann 100 ml Wasser hinzu. Dünsten Sie das Gemüse gar. Salzen und pfeffern Sie nach Ihrem Geschmack.

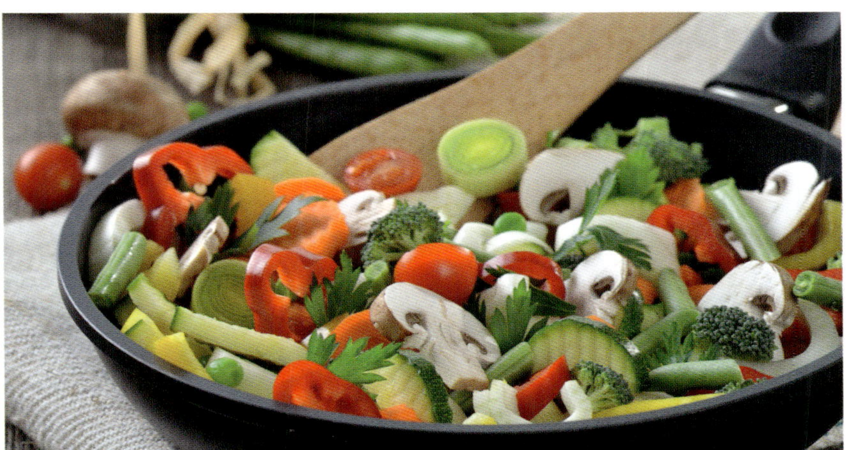

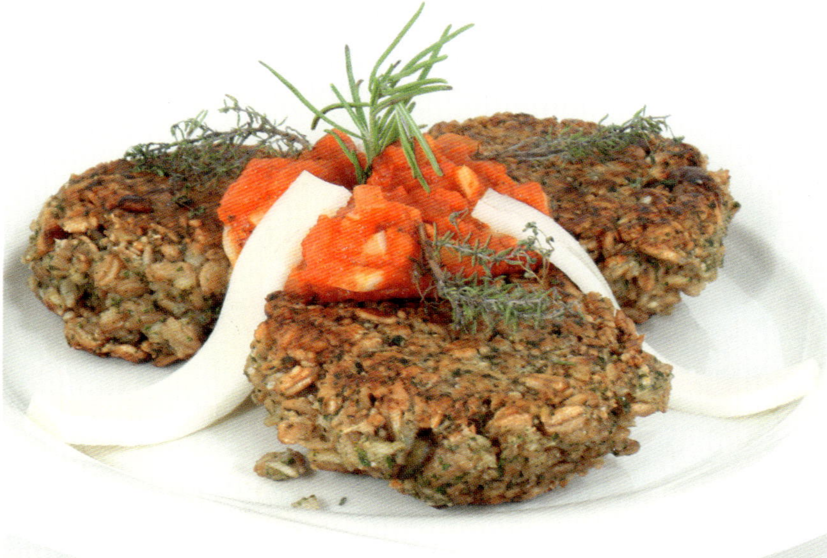

Bratlinge

Erwärmen Sie 100 ml Milch und lassen Sie 125 g Haferflocken oder geschroteten Hafer darin quellen. Hacken Sie eine Zwiebel klein, und dünsten Sie diese in Olivenöl an. Geben Sie ein Eigelb und 3 EL Magerquark zur Hafermasse. Würzen Sie die Zwiebel mit Koriander, Salz und Pfeffer, und geben Sie diese ebenfalls zum Hafer. Schlagen Sie das Eiweiß steif, und ziehen Sie es unter die Hafermasse. Erhitzen Sie Olivenöl in der Pfanne. Formen Sie Bratlinge aus der Hafermasse, und braten Sie diese in der Pfanne knusprig. Das dauert von jeder Seite etwa 5 Minuten.

Risotto

Dünsten Sie eine feingehackte Zwiebel in 1 TL Olivenöl an. Geben Sie 120 g gewaschenen Vollkornreis zu den Zwiebeln, und lassen Sie ihn 1 Minute mitdünsten. Fügen Sie 200 ml Wasser, Salz und Pfeffer zu, und lassen Sie den Reis aufkochen. Danach reduzieren Sie die Hitze und köcheln den Reis. Nach 20 Minuten geben Sie 200 g gewürfelte Zucchini

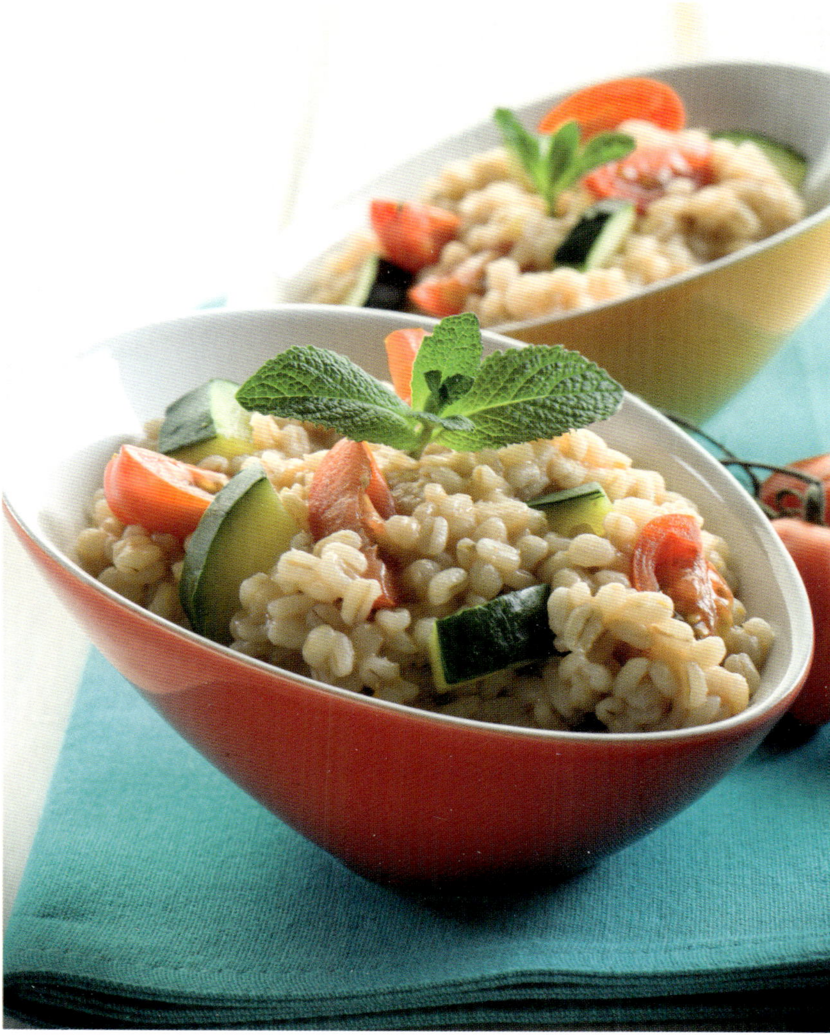

zu. Nach weiteren 8 Minuten fügen Sie 2 gewürfelte Tomaten und 10 gehackte Oliven hinzu. Diese kochen Sie noch zwei Minuten lang mit. Dann nehmen Sie den Topf vom Herd und lassen das Risotto etwas weiterquellen.

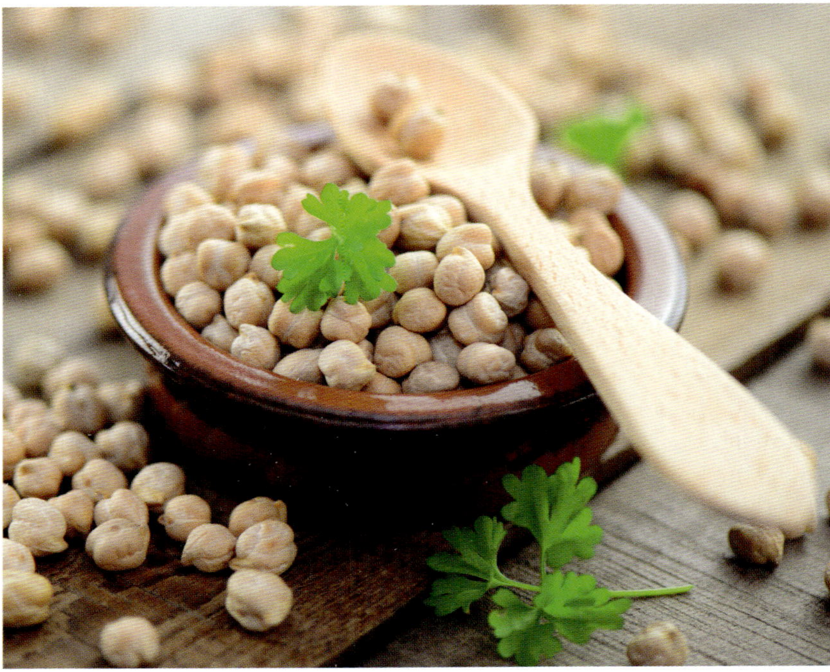

Kichererbsen

Lassen Sie 25 g trockene Kichererbsen über Nacht in 200 ml Wasser einweichen. Schälen Sie 125 g festkochende Kartoffeln. Schneiden Sie 500 g gelben Kürbis und die Kartoffeln in 3 cm große Würfel sowie 125 g Zwiebel in feine Ringe. Pressen Sie 1 Knoblauchzehe. Erhitzen Sie 3 EL Olivenöl in einem Topf. Rösten Sie die Zwiebel und den Knoblauch unter Zugabe von etwas Kreuzkümmel braun. Dann braten Sie die Kartoffelstücke unter ständigem Rühren 2 Minuten mit an. Geben Sie Kurkuma, edelsüßes Paprikapulver und Koriander zu, und braten Sie alles weitere 2 Minuten unter Rühren an. Schütten Sie die Kichererbsen ab, und geben Sie diese mit 125 ml frischem Wasser und etwas Salz zu. Lassen Sie alles bei mittlerer Hitze 5 Minuten köcheln. Geben Sie die Kürbisstücke zu und lassen es weitere 5 Minuten köcheln. Schmecken Sie mit Pfeffer und Salz ab.

Roter Barsch mit roter Paprika

Zerteilen Sie drei rote Paprika, 1 Bund Frühlingszwiebeln und 1 Knoblauchzehe. Dünsten Sie diese Zutaten in einer Pfanne in etwas Olivenöl für etwa 4 Minuten. Geben Sie 400 g Rotbarschfilet mit etwas Zitronensaft zum Gemüse; salzen und pfeffern Sie nach Belieben. Den Fisch haben Sie zuvor in Stücke zerteilt. Lassen Sie alles zugedeckt etwa 8 Minuten garen. Schmecken Sie mit einigen Basilikumblättern ab.

Kürbissuppe

Dünsten Sie 1 Zwiebel in Olivenöl glasig und geben Sie die essbaren kleingeschnittenen Teile eines Hokkaido-Kürbis und eine große zerteilte Kartoffel hinzu. Dünsten Sie alles eine Minute lang an. Geben Sie 600 ml Wasser hinzu und lassen es aufkochen, dann auf kleiner Flamme für etwa 15 Minuten gar kochen. Pürieren Sie die Suppe und schmecken Sie mit Salz, Pfeffer und Zitronensaft ab. Wenn Sie mögen, garnieren Sie die Teller mit Walnuss-Stückchen, Bärlauchblättern und Kürbiskernöl.

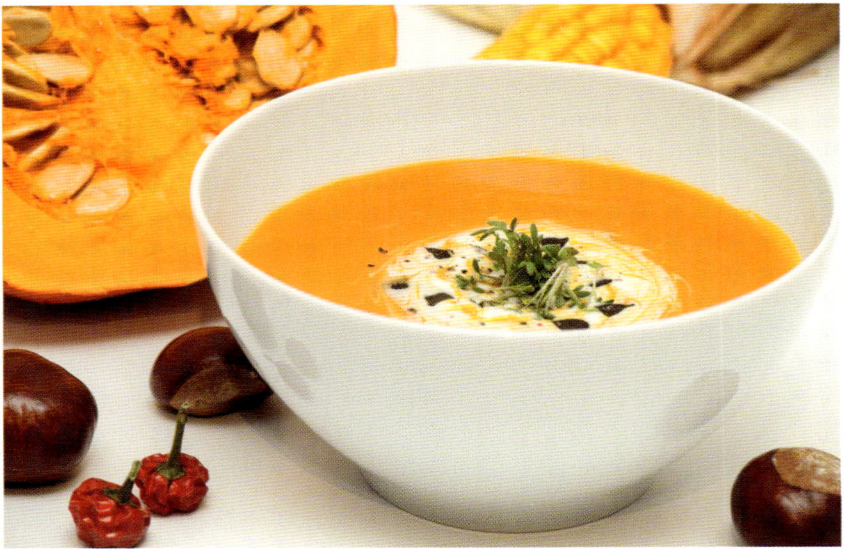

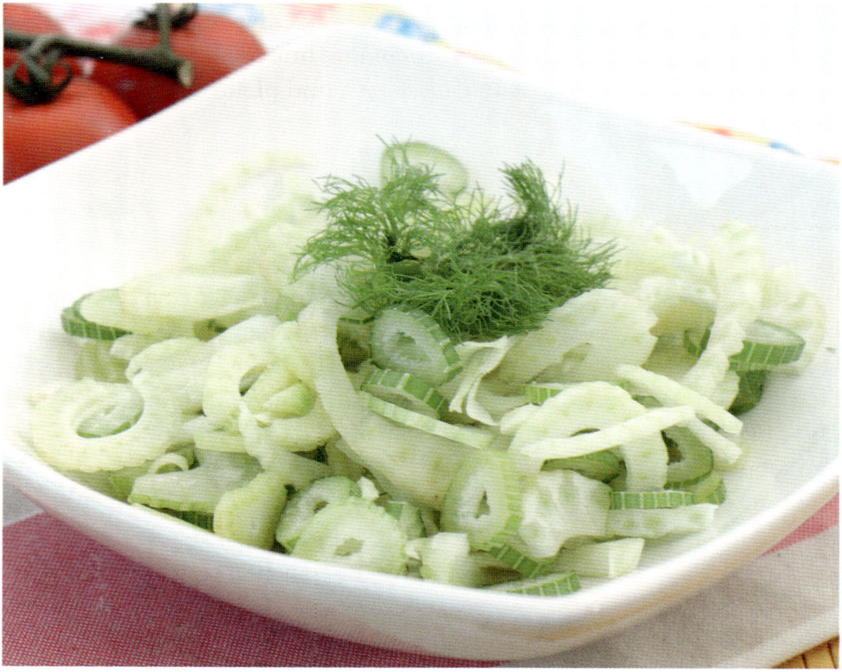

Fenchel im Backofen

Schneiden Sie 3 Fenchel in Scheiben, und beträufeln Sie den Fenchel mit Olivenöl. Geben Sie Knoblauch, Salz, Pfeffer und Kreuzkümmel zu, und vermengen Sie alles. Legen Sie den Fenchel auf ein eingeöltes Backblech, und schieben Sie ihn in den vorgeheizten Backofen: 25 Minuten bei 200 Grad. Dann geben Sie 15 entkernte Oliven sowie 40 g Schafskäse hinzu und backen alles weitere 5 Minuten lang.

Steak mit Bohnen

Erster Topf: Kochen Sie 300 g Kartoffeln.

Zweiter Topf: Dünsten Sie eine große Zwiebel und etwas Knoblauch in 2 EL Olivenöl an. Geben Sie 600 g grüne Bohnen und 200 ml Wasser hinzu. Dünsten Sie die Bohnen gar.

Bratpfanne: Heizen Sie eine Pfanne mit etwas Olivenöl auf hoher Temperatur vor. Legen Sie zwei Steaks hinein und braten Sie diese nach Ihren Vorstellungen von beiden Seiten an. Salzen und pfeffern Sie nach Ihrem Geschmack.

Hähnchen auf Rucola-Tomate

Schneiden Sie 100 g Rucola in Streifen. Hacken Sie eine große Zwiebel und eine Knoblauchzehe fein. Überbrühen Sie 300 g Tomaten mit heißem Wasser, häuten Sie die Tomaten, und entfernen Sie die Stiele. Würfeln Sie die Tomaten in kleine Stücke. Zerteilen Sie zwei Hähnchenbrustfilets in 2 cm dicke Streifen. In einem Topf erhitzen Sie 2 EL Olivenöl und dünsten die Zwiebel und den Knoblauch darin glasig. Fügen Sie die Tomaten zu und dünsten Sie diese 5 Minuten. Geben Sie den Rucola hinzu und dünsten alle Zutaten für weitere 5 Minuten. Gleichzeitig erhitzen Sie in einer Pfanne 2 EL Olivenöl und braten das Fleisch unter Zugabe von Salz und Pfeffer ca. 10 Minuten von allen Seiten an.

Steckrübe in Brotkruste

Würfeln Sie 1 Zwiebel ganz fein, und braten Sie diese in 1 EL Olivenöl für 2 Minuten an. Zerteilen Sie eine Steckrübe in längliche Stücke (ähnlich Pommes frites). Legen Sie die Steckrübenstücke in eine Auflaufform, geben Sie 4 EL Olivenöl, Salz, Pfeffer und Kümmel dazu, und vermischen Sie alles gut miteinander. Streuen Sie die gebratene Zwiebel obenauf. Bedecken Sie die Steckrübe mit 30 g Käse zum Überbacken (Gouda, Bergkäse, Parmesan – wie Sie möchten). Krümeln Sie eine dicke Scheibe Vollkornbrot über alles. Stellen Sie die Auflaufform 45 Minuten lang bei 220 Grad in den vorgeheizten Backofen.

Mit Linsen gefüllte Zucchini-Schiffchen

Garen Sie in einem Topf 50 g Naturreis und 50 g Champagne-Linsen in etwa 250 ml Salzwasser. Währenddessen zerteilen Sie 250 g Zucchini in Hälften und löffeln das kernige Innere heraus. Würfeln Sie 1 Tomate, und zerteilen Sie 1 kleine Zwiebel sowie 1 Knoblauchzehe sehr fein.

Geben Sie Tomate, Zwiebel und Knoblauch in eine geölte Auflaufform, und tröpfeln Sie Öl, Salz und Pfeffer über das Gemüse. Vermischen Sie alles nochmals. Geben Sie es für 7 Minuten in den auf 200 Grad vorgeheizten Ofen. Holen Sie die Form aus dem Ofen. Ziehen Sie 50 g Creme fraiche unter den Linsen-Reis. Legen Sie die halbierten Zucchini auf das Gemüsebett, und füllen Sie die Zucchini-Schiffchen mit dem Linsen-Reis. Streuen Sie wenig Käse über alles, und überbacken Sie es für etwa 20 Minuten im Ofen.

Lachs mit Mangold

Erster Topf: Streuen Sie 100 g Quinoa in 200 ml kaltes Wasser. Kochen Sie das Wasser auf, nach 10 Minuten ist das Quinoa fertig.

Zweiter Topf: Würfeln Sie eine große Zwiebel, und dünsten Sie diese in 2 TL Olivenöl. Schneiden Sie 1 Staude Mangold in Streifen. Geben Sie den Mangold hinzu und fügen Sie 300 ml Wasser bei. Nach 15 bis 20 Minuten ist der Mangold gar.

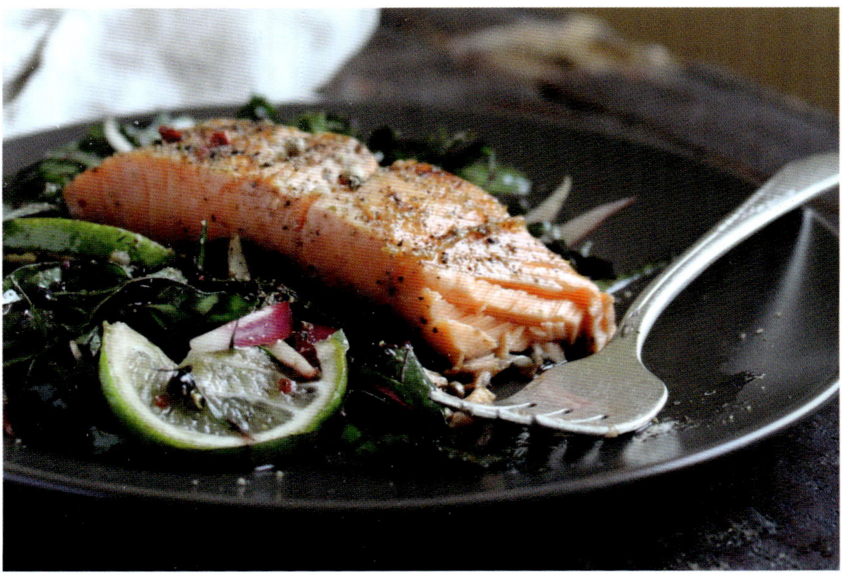

Bratpfanne: Heizen Sie eine Bratpfanne bei mittlerer Temperatur vor. Geben Sie 2 EL Olivenöl, Salz und Pfeffer in die Pfanne. Legen Sie 2 Lachsfilets hinein, und braten Sie diese. Nach 4 Minuten wenden Sie die Filets und braten sie von der anderen Seite weitere 4 Minuten an. Das Filet muss aufgetaut sein, wenn Sie Tiefkühlfisch verwenden.

Anatolische Auberginen

Schälen Sie von zwei Auberginen die Hälfte der Schale streifig ab (sodass es wie modische Längsstreifen aussieht). Stechen und ritzen Sie mit einem Messer mehrmals ein. Geben Sie sehr viel Salz auf die Auberginen, und lassen Sie diese für 15 Minuten im Salz liegen. Waschen Sie mit Leitungswasser das Salz ab, und quetschen Sie die Auberginen ein wenig. Trocknen Sie die Auberginen mit einem Trockentuch ab. Das alles dient dazu, dass die Auberginen ihre Bitterkeit verlieren. Braten Sie die Auberginen in einer Pfanne in Öl von allen Seiten an. Nehmen Sie die Auberginen aus der Pfanne, und drücken Sie eine Mulde in die Auberginen, in die später das Gemüse eingefüllt werden soll. Dünsten Sie 150 g kleingeschnittene Zwiebeln und eine ganz fein geschnittene Knoblauchzehe in einer geölten Pfanne an. Geben Sie 80 g zerteilte Tomaten, eine kleine gewürfelte Paprika und frische Petersilie in die Pfanne. Salzen und pfeffern Sie nach Geschmack. Fügen Sie 80 ml Wasser hinzu, und köcheln Sie alles für 10 Minuten. Gießen Sie alles durch ein Sieb, und fangen Sie die Flüssigkeit auf. Füllen Sie das gekochte Gemüse in die Auberginen, und legen Sie 80 g zerteilte Tomaten obenauf. Legen Sie die Auberginen in eine Auflaufform, geben Sie die Kochflüssigkeit sowie etwas frisches Wasser dazu, und decken Sie alles mit Alufolie ab. Backen Sie es für etwa 30 Minuten im Backofen bei 180 Grad.

Die richtige Sättigungsbeilage für Sie

In Deutschland bestehen die klassischen Sättigungsbeilagen fast immer aus für Diabetiker ungeeigneten Kohlenhydraten (Pommes, Kroketten, Bratkartoffeln, weiße Nudeln oder weißer Reis). Sie wollen nur gute Kohlenhydrate essen, um Ihren Diabetes auf natürlichem Weg zu besiegen. Es ist Ihnen freigestellt, welche Sättigungsbeilage Sie wählen.

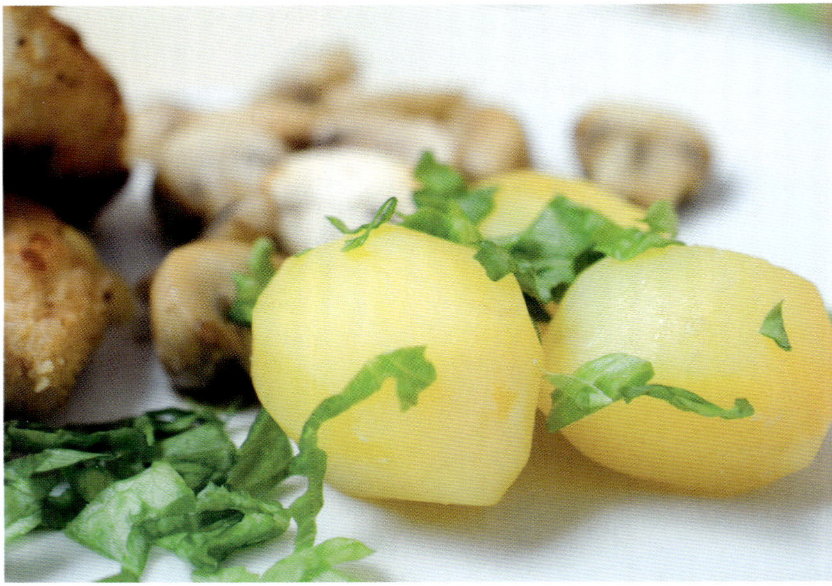

Entscheiden Sie nach Ihrem Geschmack. Als Diabetiker haben Sie die Auswahl zwischen Salzkartoffeln, Pellkartoffeln, Vollkornreis, Vollkornnudeln und Quinoa. Diese Nahrungsmittel enthalten sättigende Kohlenhydrate mit einem vorteilhaften Glykämischen Index. Für zwei Portionen sollten Sie sich an folgenden Mengenangaben orientieren. Kartoffeln: 300 g, Vollkornreis: 120 g, Vollkornnudeln: 160 g, Quinoa: 120 g. Es ist extrem wichtig, dass Sie wirklich 100 Prozent Vollkornprodukte kaufen. Im Handel finden sich sehr oft wirkliche Mogelpackungen, bei denen vorne auf der Verpackung mit dem Begriff „Vollkorn" geworben wird. Wenn Sie dann die Zutatenliste studieren, fällt Ihnen auf, dass zum Beispiel nur 60 Prozent des Mehls wirkliches Vollkornmehl ist. Die restlichen Anteile des Produkts bestehen trotzdem aus Weißmehl. Lassen Sie sich auch nicht von schönen Fantasie-Namen täuschen. „Wie hausgemacht", „nach Omas Rezept", „Bauernglück", „voller Geschmack" – alle diese Formulierungen bedeuten rein rechtlich gar nichts. Ganz im Gegenteil: Wenn die Hersteller so gestelzt formulieren, ist meist eine absichtliche Täuschung im Spiel. Bitte bedenken Sie: Wenn etwas wie hausgemacht schmeckt, kann es trotzdem voller Chemie, Zucker und schlechten, billigen Zutaten sein. Selbst wenn 99 Prozent der Käufer dem Produkt einen miserablen, künstlichen Geschmack bescheinigen würden, dürfte der Hersteller seinen Werbespruch „schmeckt wie hausgemacht" verwenden. Denn dieser Satz ist eine Behauptung ohne Bezug zur Realität und niemals zu beweisen.

Mangocreme (8 Portionen)

Dieser unfassbar leckere Nachtisch enthält keinen Zucker, Süßstoff, Honig oder Sirup! Pürieren Sie 3 Mangos und stellen Sie sie beiseite. Vermischen Sie 1 kg Naturjoghurt, 400 g Schlagsahne, 6 EL Getreidekaffeepulver, etwas geriebene Zitronenschale und Vanille. Oben auf die Joghurtmasse streichen Sie die Mangocreme. Streuen Sie geröstete Mandeln darüber.

Pflaumencreme (für 6 Portionen)

Am Sonntag mache ich mir gerne diesen leckeren Nachtisch: Weichen Sie 300 g getrocknete Pflaumen in Wasser für vier Stunden ein. Lassen Sie alles kurz aufkochen, und pürieren Sie die Pflaumen. Lassen Sie die Masse abkühlen. Vermischen Sie die Pflaumenmasse mit 750 g Naturjoghurt. Schlagen Sie 300 g Sahne steif und heben Sie diese unter. Bestreuen Sie die Creme mit Zimt.

Erdbeerkuchen (ein ganzer Kuchen)

Dieser Kuchen ist tatsächlich für Diabetiker geeignet und kommt vor allem ohne chemischen Süßstoff aus.

Für den Boden (Mürbeteig): 250 g Vollkornmehl, 100 g Butter, 1 Ei, ¼ Banane, 2 TL Backpulver, 1 ½ EL Wasser, etwas geriebene Zitronenschale.

Für die Füllung: 500 g stichfesten Sahnequark oder Schichtkäse, 1 Banane, Saft von ½ Zitrone, echte Bourbon-Vanille, etwas geriebene Orangenschale.

Für die Auflage: 500 g Erdbeeren und 40 g gehackte Mandeln.

Rösten Sie die Mandeln in einer Pfanne bei niedriger Temperatur an. Geben Sie das Mehl und das Backpulver in eine Schüssel, und formen Sie es zu einer Art Vulkanberg mit einem Krater obenauf. Zerteilen Sie die Butter in Flöckchen, und verteilen Sie sie rund um den Mehlvulkan. Zerquetschen Sie die Banane mit einer Gabel, und geben Sie die Banane, das Ei und das Wasser in den Krater. Kneten Sie alles zu einem Mürbeteig, und stellen Sie den Teig für 20 Minuten in den Kühlschrank. Streichen Sie den Teig auf eine gefettete Tortenbodenform, und backen Sie ihn 18 Minuten bei 180 Grad. Währenddessen vermengen Sie alle Zutaten der Füllung. Geben Sie die Füllung auf den abgekühlten Boden. Vierteln Sie die Erdbeeren, und geben Sie sie mit den Mandeln oben auf die Füllung.

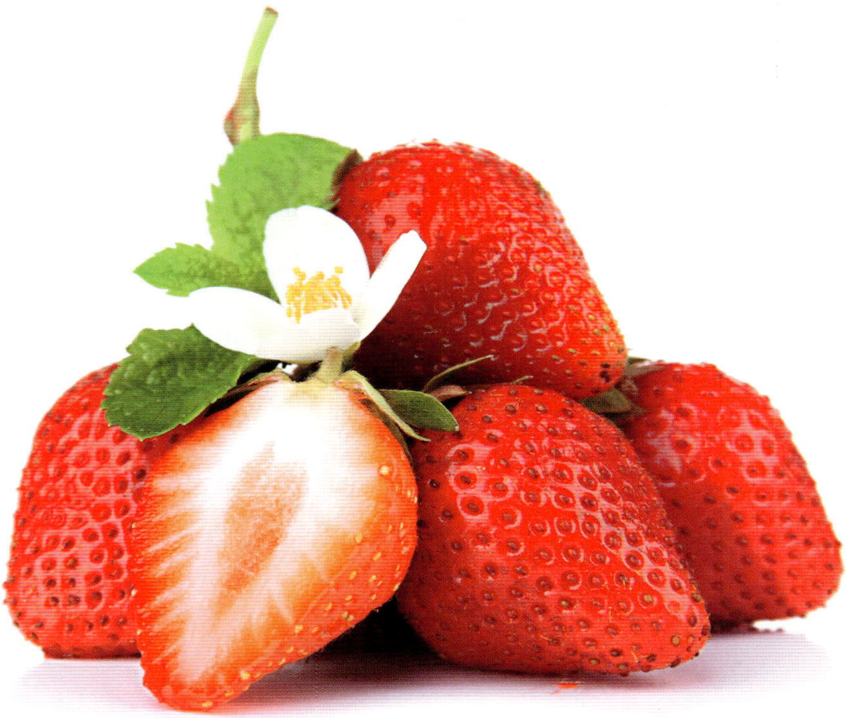

Sportübungen für die alltägliche Praxis

1. Sie haben keine Zeit zum Sport?

Sie benötigen keine zusätzliche Zeit, um nachhaltig Ihre Fitness zu verbessern. Wenn Sie Ihren Diabetes heilen wollen, reicht es aus, für ein wenig mehr Kalorienverbrauch zu sorgen. Sie wollen keine Wettbewerbe gewinnen, Sie wollen lediglich gesund werden.

i

Es gibt tausend Ausreden, seinen Körper nicht zu bewegen. Doch eine Ausrede ist definitiv falsch, nämlich: „Ich habe keine Zeit!“ Ich skizziere Ihnen im Folgenden, wie ein arbeitstätiger Pendler ohne zeitlichen Mehraufwand ein kalorienverbrennendes Training in seinen Tagesablauf integrieren könnte. Regen Sie ein wenig Ihre Fantasie an. Jeder von Ihnen würde viele Möglichkeiten finden, sich ein wenig zu bewegen, egal ob berufstätig oder nicht.

Der Trainingsplan für einen berufstätigen Pendler ohne jeglichen Zeitverlust:

Morgens nach dem Aufstehen legen Sie den Weg vom Schlafzimmer zum Badezimmer und zurück auf allen Vieren zurück. Die Knie dürfen dabei nicht den Boden berühren.

Sie können dabei mit den Händen vorangehen oder mit den Füßen, das bringt ein wenig Abwechslung in die Übung.

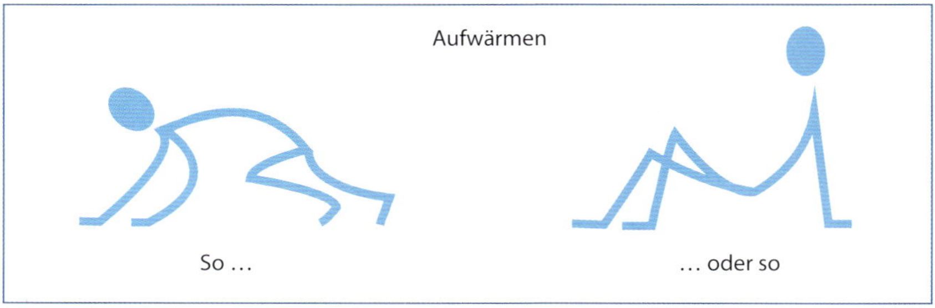

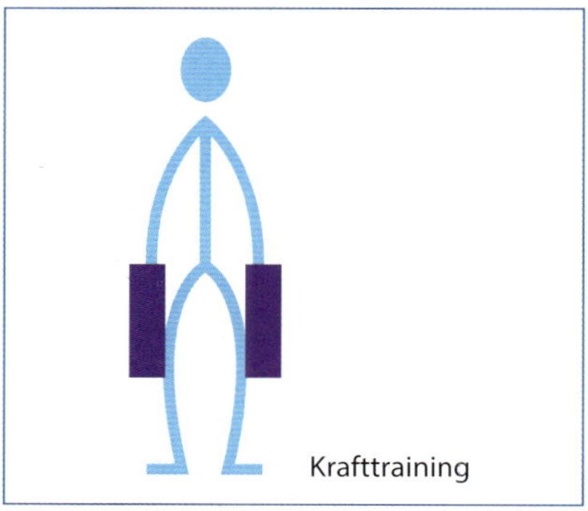

Krafttraining: Von der Wohnung bis zur Garage schleppen Sie zwei wirklich schwere Koffer, die Sie mit Steinen oder Altpapier gefüllt haben.

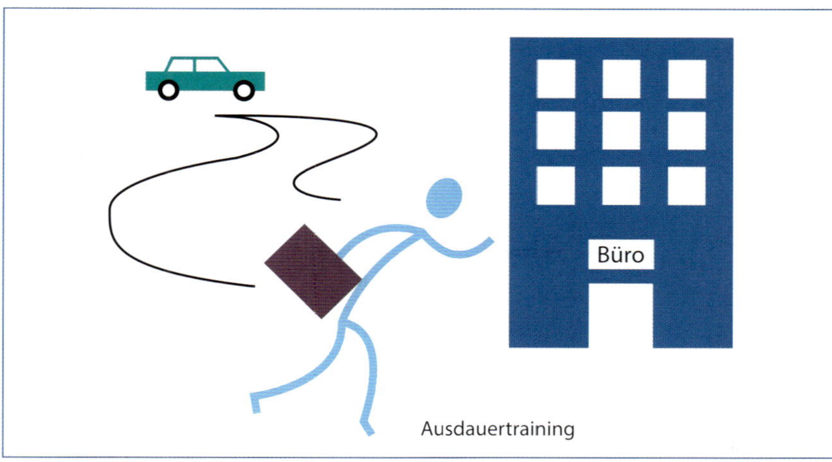

An der Arbeitsstelle angekommen, suchen Sie nicht 15 Minuten lang verzweifelt nach einem Parkplatz, sondern stellen Ihr Auto absichtlich etwas weiter weg ab. Sie joggen ganz locker bis zum Büro.

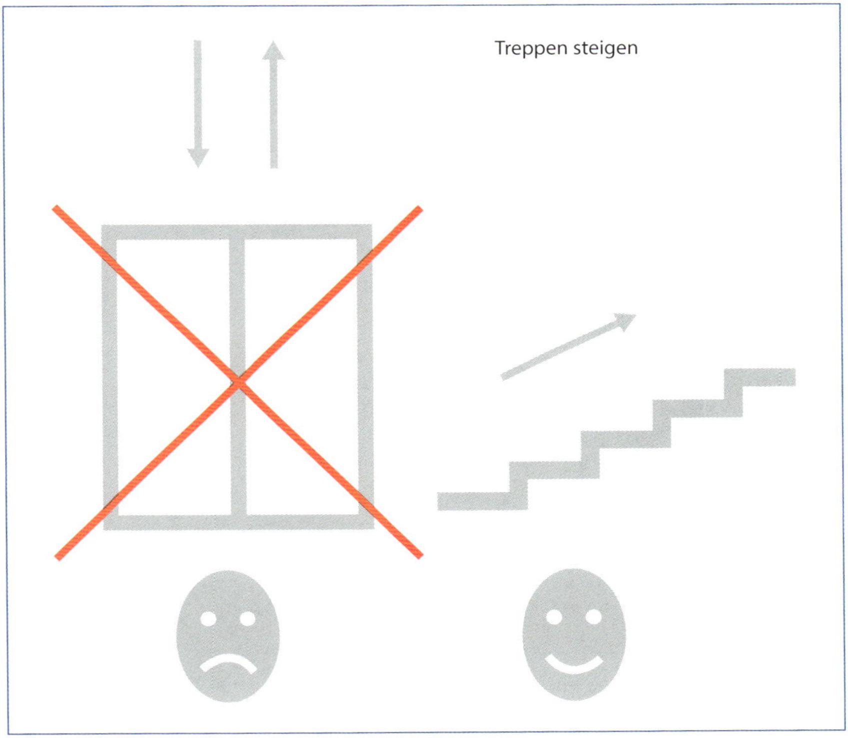

Bis zu Ihrem Büro benutzen Sie keinerlei Fahrstühle oder Rolltreppen.

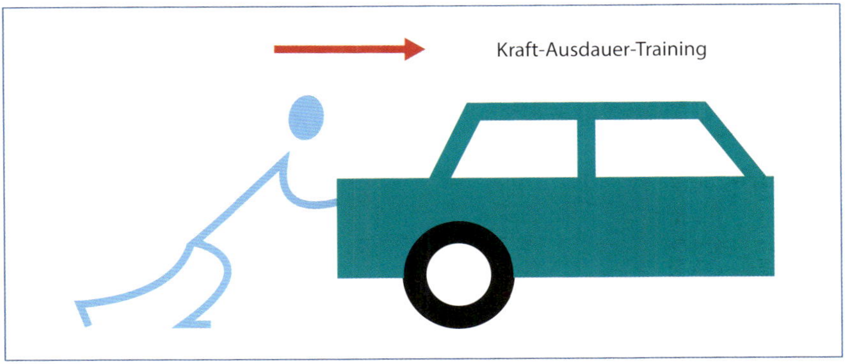

Nach Arbeitsende wieder am Auto angekommen, schieben Sie es ein paar Meter über den Parkplatz.

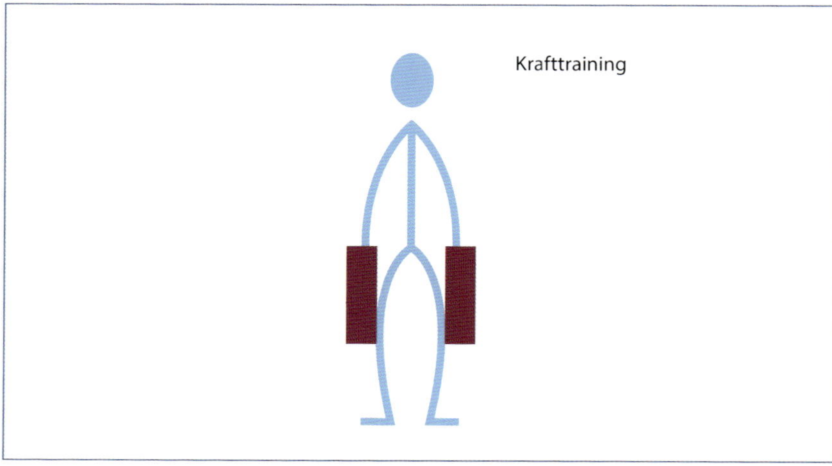

Zu Hause tragen Sie die zwei Koffer zurück in die Wohnung.

Sie fahren nicht mit dem Auto zur Arbeit, sondern sitzen oft im Flieger oder im Zug? Dann nehmen Sie einfach keinen Trolley mit auf Reisen, sondern besorgen sich einen normalen Koffer und schleppen ihn auf althergebrachte Weise in Ihren Händen.

In der Warteschlange am Gate im Flughafen setzen Sie den Koffer mehrfach im Ausfallschritt ab. Wenn Ihr Zug Verspätung hat, gehen Sie an das Ende des Bahnsteigs und machen dort am Geländer ein paar Kräftigungsübungen.

Sie sehen: Zeit ist nicht das Problem. Sagen Sie „Das ist mir zu albern" oder „Das ist mir zu anstrengend", aber sagen Sie nicht, Sie hätten keine Zeit. Wenn Sie es wirklich wollen, finden Sie tausend Möglichkeiten, Ihren Körper zu bewegen. Sie müssen gar kein hartes Training betreiben, um Ihren Diabetes zu besiegen. Trainieren muss, wer einen Wettbewerb gewinnen will – Sie wollen lediglich gesund werden.

Genetische Grundlagen spielen mit einem Anteil von etwa 5 Prozent am Gesamtenergieumsatz nur eine untergeordnete Rolle. „Schlechte" Gene sind daher keine plausible Erklärung für einen niedrigen Grundumsatz.

Es sind vielmehr Alter, Geschlecht und Lebensstil, die den Stoffwechsel bestimmten. Auf die beiden erstgenannten Faktoren haben wir keinen Einfluss. Ab dem 25. Lebensjahr sinkt der Energiebedarf jedes Jahr um ca. 1 Prozent, das heißt, im Laufe des Lebens eines Erwachsenen vermindert sich der Stoffwechsel um bis zu 40 Prozent. Glücklicherweise lässt sich dieser Prozess über die dritte Einflussgröße mehr als ausgleichen, denn ein aktiver Lebensstil hat einen positiven Effekt auf den gesamten Energiebedarf, auch im Ruhezustand.

Muskeln sind aktive Körpermasse. Sie haben selbst im Ruhezustand einen hohen Energieverbrauch, während körperlicher Aktivität sind es regelrechte Kraftwerke zur Energieverbrennung. Überschüssiges Körperfett kann ausschließlich in Muskulatur verbrannt werden. Je mehr Muskeln ein Mensch besitzt, umso größer ist die Wahrscheinlichkeit eines optimalen Körperfettanteils.

Nach einem intensiven Krafttraining bleibt der Grundumsatz für ca. 48 Stunden auf einem erhöhten Niveau, das heißt, ein zwei- bis dreimaliges Krafttraining pro Woche sorgt aufgrund des Nachbrenneffekts für einen permanent hohen und aufgrund eines Zuwachses an Muskelmasse für einen stetig steigenden Energiebedarf.[64]

2. Sie haben noch niemals in Ihrem Leben Sport getrieben?

Wenn Bewegung für Sie völlig neu ist, dürfen Sie Ihr Training auf keinen Fall zu engagiert beginnen. Es droht die Gefahr von Verletzungen und kontraproduktivem Übertraining. Wichtig ist, dass Sie kontinuierlich Ihren Körper bewegen – für den Rest Ihres Lebens.

Für stark übergewichtige Menschen ist schon der normale Tagesablauf sehr anstrengend. Sie können in der Tat davon ausgehen, dass eine übergewichtige Person sich genauso anstrengen muss, wenn sie einkaufen geht, wie ein schlanker Mensch, wenn er einen Berg hinaufwandert. Würde der übergewichtige Mensch Gewicht verlieren, bliebe das Gefühl der Belastung also gleich, obwohl die sportliche Intensität zunehmen würde.

Es gibt noch mehr Probleme, wenn Sie dick sind und Sport treiben möchten. Einige Sportarten funktionieren einfach nicht. Auf dem Mountainbike versinken Sie im Matsch und kommen keinen Berg hoch. Auf dem Rennrad tut Ihnen der Popo weh, und die Speichen brechen andauernd entzwei. Das Joggen ist für Übergewichtige eine Qual, weil die Knie schmerzen. Und wenn Sie moppelig sind und anfangen, Krafttraining zu machen, um Ihre Muskeln aufzubauen, werden Ihre Muskeln unter Ihrem Fett wachsen. Dieser Effekt bringt Ihnen kein Erfolgserlebnis, und Sie werden unterschwellig enttäuscht sein. Jeder Bodybuilder weiß, dass es zuerst abzunehmen gilt, um dann Muskeln aufzubauen. Das Beste wäre also, Gewicht zu verlieren, wenn Sie Sport treiben möchten.

Trotzdem besteht für Übergewichtige die Möglichkeit, Spaß an Bewegung zu haben. Sie können im Wasser Gymnastik betreiben, die sogenannte „Aqua-Gymnastik". Durch den Auftrieb des eigenen Körpers im Wasser wiegt der Körper nur noch einen Bruchteil seines wirklichen Gewichts, und Bewegung fällt Ihnen viel leichter.

Die nachfolgenden Übungen sind für die wirklichen Bewegungsmuffel unter Ihnen entworfen. Auch wenn Sie völlig unsportlich sind, sehr übergewichtig oder sehr alt, sollten Sie diese Übungen ohne Gefahr ausüben können. Und wenn Sie das zweimal in der Woche tun, wird sich Ihre Fitness verbessern.

> Die Übungen wiederholen Sie so oft, wie es Ihr Trainingszustand zulässt. Das Aufwärmen sollte mindestens eine Minute dauern, gerne auch drei Minuten. Die letzte Übung – das Krokodil – führen Sie dreimal zu jeder Seite aus.

Der Trainingsplan für einen unsportlichen Menschen

Aufwärmen: Gehen Sie etwa eine Minute lang, und verdrehen Sie dabei Ihren Rumpf. Wenn das linke Knie nach vorne kommt, drehen Sie die rechte Schulter nach vorn und umgekehrt. Das Ganze kann gerne ein wenig an eine Tanzstunde erinnern. Wenn Sie wollen, legen Sie Ihre Lieblingsmusik auf und bewegen sich dazu im Takt.

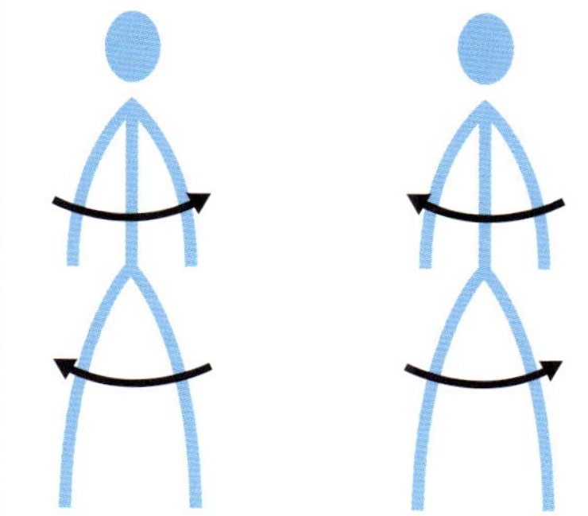

Aufwärmen

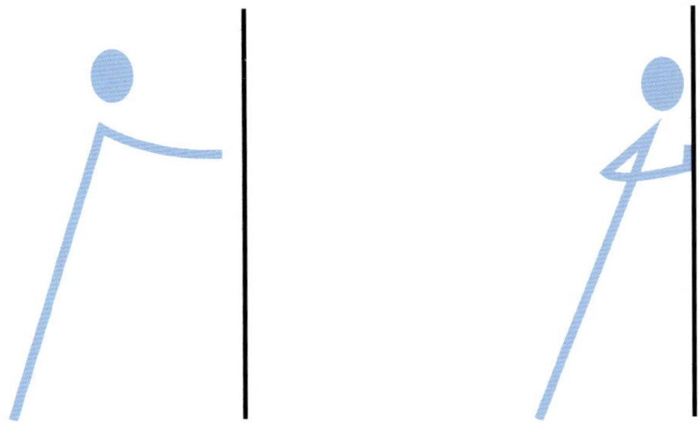

Liegestütz an der Wand

Liegestütz: Stellen Sie sich etwas weg von einer festen Wand. Strecken Sie die Arme zur Wand aus, und lassen Sie sich gegen die Wand fallen. Dann machen Sie eine Liegestütz im Stehen an der Wand. Es ist ganz wichtig, dass Ihr ganzer Körper steif wie ein Brett ist. Nur Ihre Arme bewegen sich.

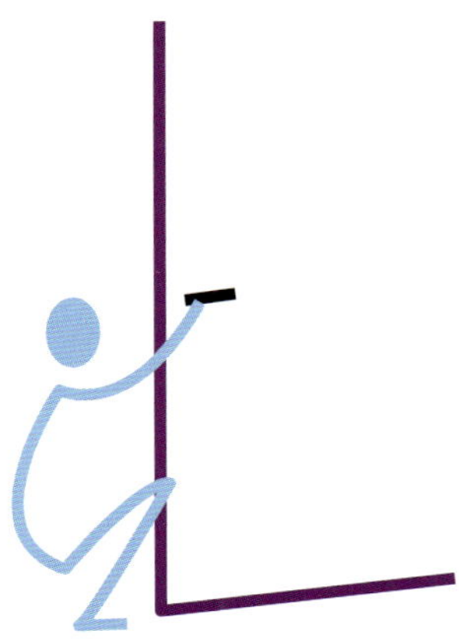

Türgriffrudern

Ziehen am Türgriff: Hocken Sie sich hinter eine geöffnete stabile Tür. Fassen Sie den Türgriff mit beiden Händen, und ziehen Sie den Oberkörper zur Tür.

Hinlegen und aufstehen: Stehen Sie aufrecht.

Dann legen Sie sich flach auf Ihren Rücken auf den Boden.

Danach stehen Sie wieder auf. Wie Sie auf den Boden und wieder hoch kommen, ist ganz Ihrer Leistungsfähigkeit überlassen.

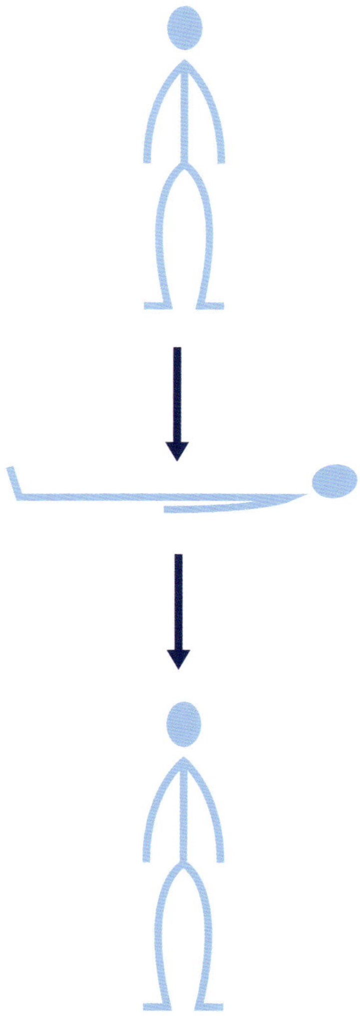

Auf den Boden legen und aufstehen

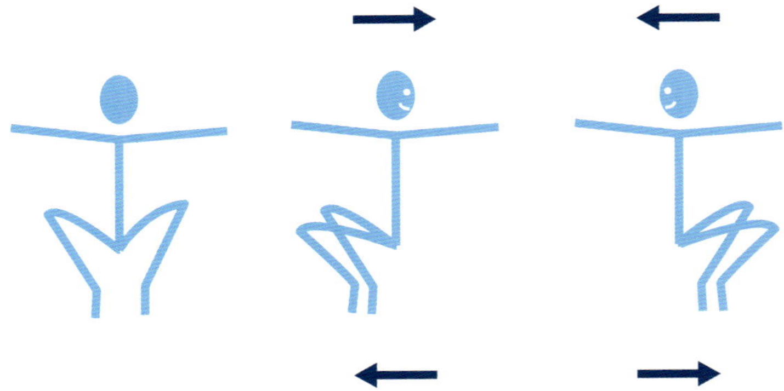

Krokodil

Zum Abschluss führen Sie eine der besten Yoga-Übungen durch. Sie hält Ihren ganzen Körper beweglich.

Legen Sie sich flach auf den Boden und strecken Sie die Arme rechtwinklig ab. Dann drehen Sie den Kopf nach links und Ihre angewinkelten Beine nach rechts. Danach ändern Sie die Drehung (Kopf nach rechts und Beine nach links). Führen Sie diese Übung ganz langsam aus. Hier geht es um Dehnung, nicht um Kraft oder Schnelligkeit.

Mit zunehmendem Alter kommt es zu einem Verlust an körperlicher Leistungsfähigkeit (Fitness). Für die Fitness sind Kraft, Koordination, Ausdauer und Beweglichkeit maßgeblich. Im höheren Lebensalter nehmen vor allem Kraft und Koordination, weniger die Ausdauer ab. Daher sollte man geriatrischen Patienten ein Training empfehlen, das vor allem diese Qualitäten berücksichtigt.[65]

3. Sie wollen das Fitness-Studio in Ihrem Wohnzimmer entdecken?

Sie sparen Zeit und Geld, wenn Sie zu Hause mit Ihrem eigenen Körpergewicht trainieren. Das Einzige, was Ihnen in Ihren eigenen vier Wänden nicht droht, ist Zeit durch stetiges Verplaudern mit anderen Studiobesuchern zu vertrödeln.

Das nächste Trainingsprogramm richtet sich an diejenigen unter Ihnen, die bis auf Ihren Diabetes keine körperlichen Probleme haben. Es ist ein wirklich hartes Training. Es ersetzt komplett den Besuch im teuren Fitness-Studio. Wenn Sie dieses Programm zweimal in der Woche durchführen, werden Sie eine nie geahnte körperliche Fitness erlangen.

Wiederholen Sie die Übungen so lange, bis Sie spüren, dass Sie bei der nächsten Wiederholung keine Kraft mehr hätten. Dann machen Sie eine kurze Pause und wiederholen noch mal die Hälfte der bis dahin absolvierten Übungen.

Zum Beispiel: Sie machen vier Liegestütze und merken, dass Sie die fünfte Liegestütze auf keinen Fall schaffen würden. Dann halten Sie kurz inne. Nach einer kurzen Pause führen Sie dann nochmals zwei Liegestütze durch. Dieses Training baut Ihre Muskeln in Rekordzeit auf und lässt Sie eine ungeahnte Fitness erreichen. Es ist ein hartes Training: Ihre Muskeln werden brennen und wachsen. Sonst erfährt der Körper keinen Anreiz, Muskelkraft zuzulegen. Aber auch wenn Sie die Übungen nicht mit vollem Einsatz praktizieren, werden Sie besser trainiert sein. Sich überhaupt zu bewegen ist besser, als sich gar nicht zu bewegen.

Heim-Trainingsplan für einen jungen Diabetiker:

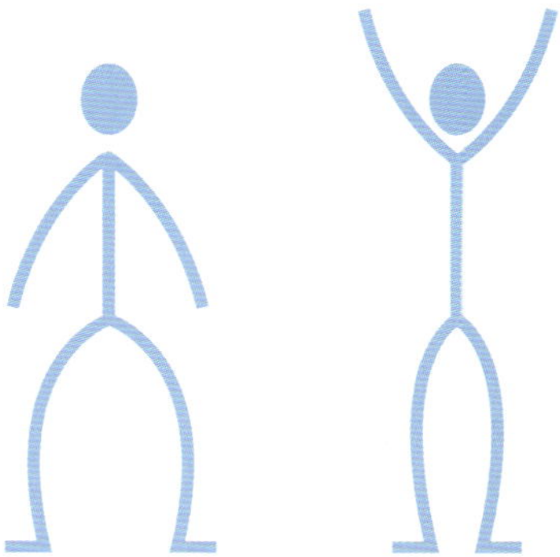
Hampelmann

Zum Aufwärmen machen Sie den Hampelmann. Springen Sie von der ersten Position in die zweite Position. Springen Sie zwei Minuten lang.

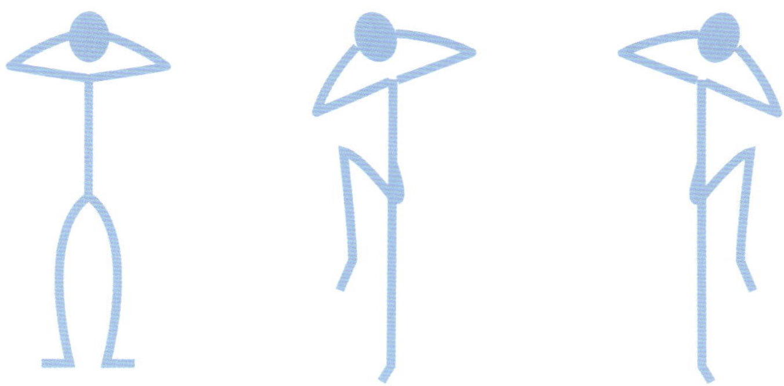
Dampflok

Das ist die zweite Aufwärmübung, sie dient ebenfalls der Stärkung Ihrer Bauchmuskeln. Stellen Sie sich gerade hin, und verschränken Sie die Arme hinter dem Kopf. Dann ziehen Sie das linke Knie hoch, und gleichzeitig kommen Sie mit dem rechten Ellbogen herab. Linkes Knie und rechter Ellbogen kommen sich so nah wie möglich. Danach wechseln Sie die Seiten. Machen Sie dies zwei Minuten lang.

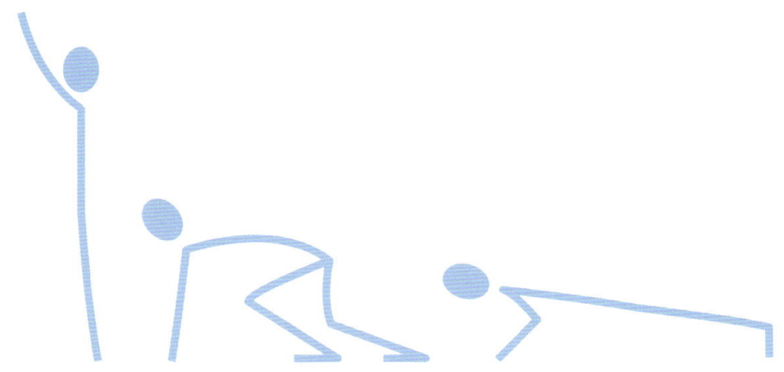

Springbock

Jetzt geht es langsam an das Eingemachte. Diese Übung kann ein ganzes Workout ersetzen. Stellen Sie sich hin. Springen Sie dann in eine Position, ähnlich wie sie Sprinter beim Start einnehmen. Danach springen Sie in die Ausgangsposition für den Liegestütz. Anschließend alles wieder zurück. Ganz wichtig ist, dass Ihre Knie niemals den Boden berühren. Zwischen den einzelnen Positionen springen Sie durch die Luft, krabbeln aber keinesfalls auf dem Boden umher.

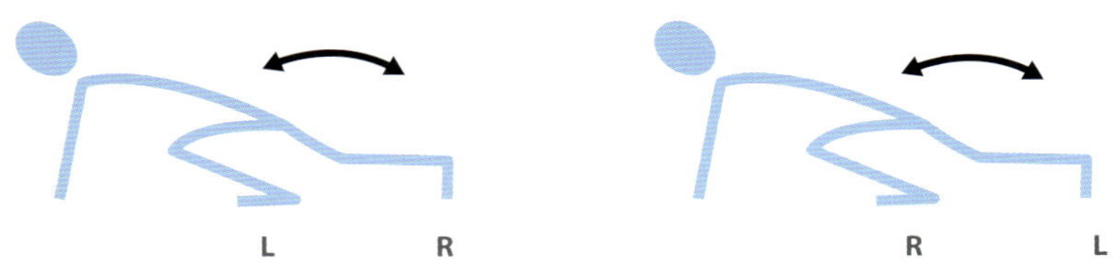

Strampler

Gehen Sie in die Ausgangsposition des Liegestützes, ziehen Sie ein Bein an, und stellen Sie es so weit wie möglich nach vorne. Jetzt springen Sie so, dass der andere Fuß nach vorne kommt. Das Ganze wirkt, als würden Sie auf der Stelle laufen.

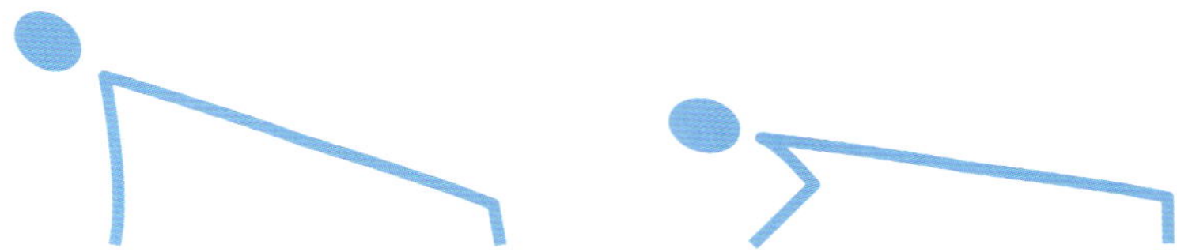

Liegestütz

Ein absoluter Klassiker. Wichtig ist, dass Ihr Körper steif wie ein Brett ist. Wenn Sie nicht stark genug für einen echten Liegstütz sind, machen Sie ihn an einer Wand oder auf einem Tisch. Ihr Körper muss immer brettsteif sein.

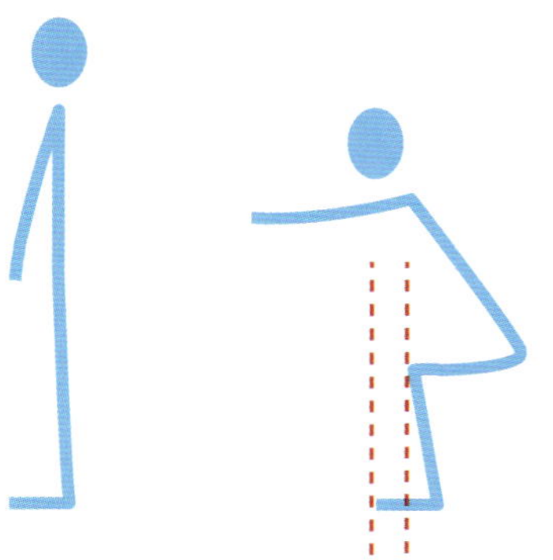

Kniebeuge: Wenn Sie in die Knie gehen, heben Sie die Arme. Ganz wichtig ist, dass Ihre Knie niemals vorne über die Füße hinausschauen. Deshalb gebrauchen Sie Ihre Arme als Gegengewicht. Das Ganze wirkt bei der Ausführung ein wenig so, als würden Sie sich auf einen sehr tiefen Stuhl setzen.

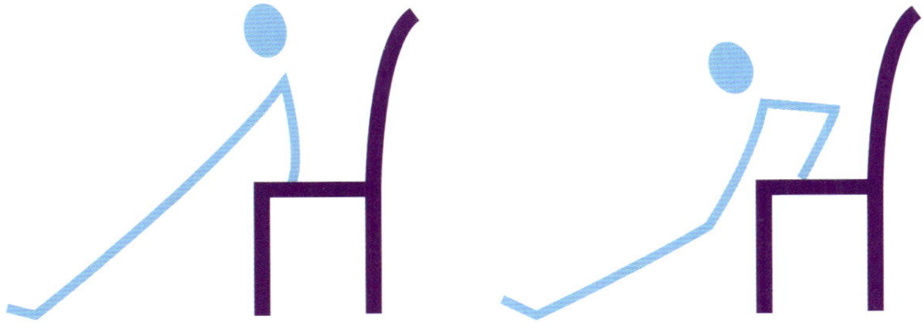

Trizepsdip

Für diese Übung brauchen Sie einen Stuhl. Setzen Sie Ihre Füße weit vor dem Stuhl auf. Knicken Sie dann im Ellbogen ein. Gehen Sie so tief wie möglich, am besten sitzen Sie fast auf dem Boden. Die Übung wird einfacher, wenn Sie die Beine näher zum Stuhl hin abstellen.

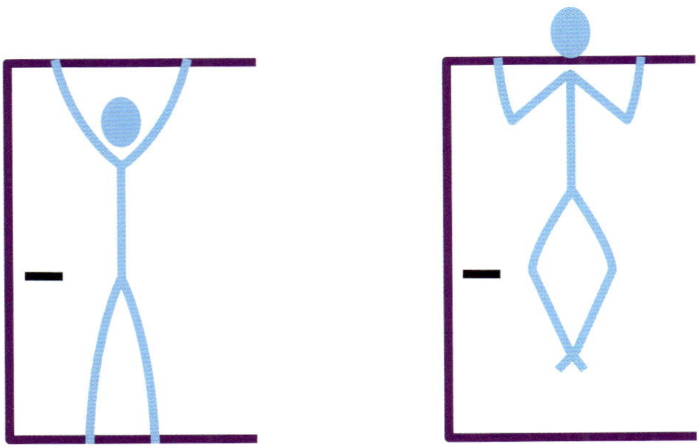

Türklimmzug

Wenn Sie eine wirklich stabile Tür haben, können Sie an ihr einen Klimmzug durchführen. Der Klimmzug trennt unter den Sportlern die Spreu vom Weizen. Wenn Sie Klimmzüge schaffen, sind Sie fit, wenn nicht, dann nicht. Ungeübte springen an der Tür hoch und lassen sich kontrolliert hinab. Das ist schon schwer genug.

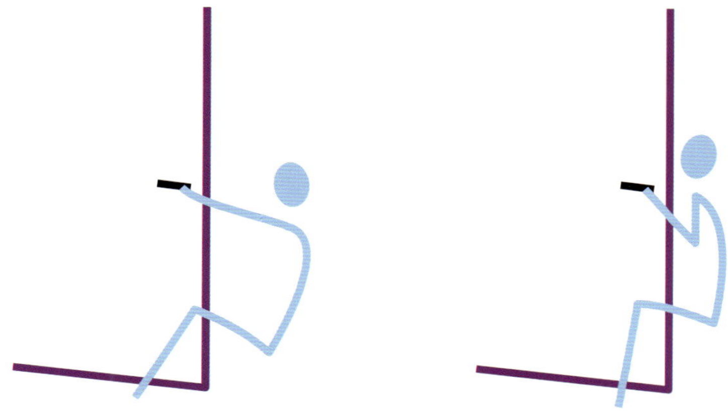

Türrudern

Hocken Sie sich in der Verlängerung einer geöffneten stabilen Tür hin. Je weiter Sie die Beine nach vorne schieben, desto schwieriger wird die Übung. Dann ziehen Sie den Oberkörper zur Tür hin.

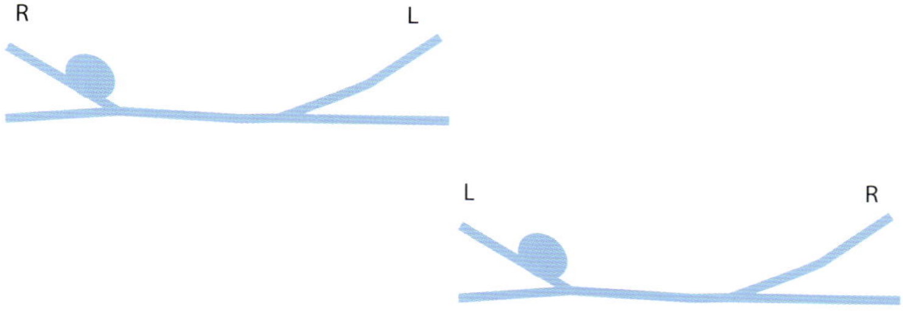

Schwimmer

Eine schöne Übung für Ihren Rücken. Legen Sie sich bäuchlings auf den Boden. Dann heben Sie das linke Bein und den rechten Arm gestreckt in die Höhe. Danach wechseln Sie die Seiten. Tun Sie so, als würden Sie Schwimmübungen im Trockenen durchführen.

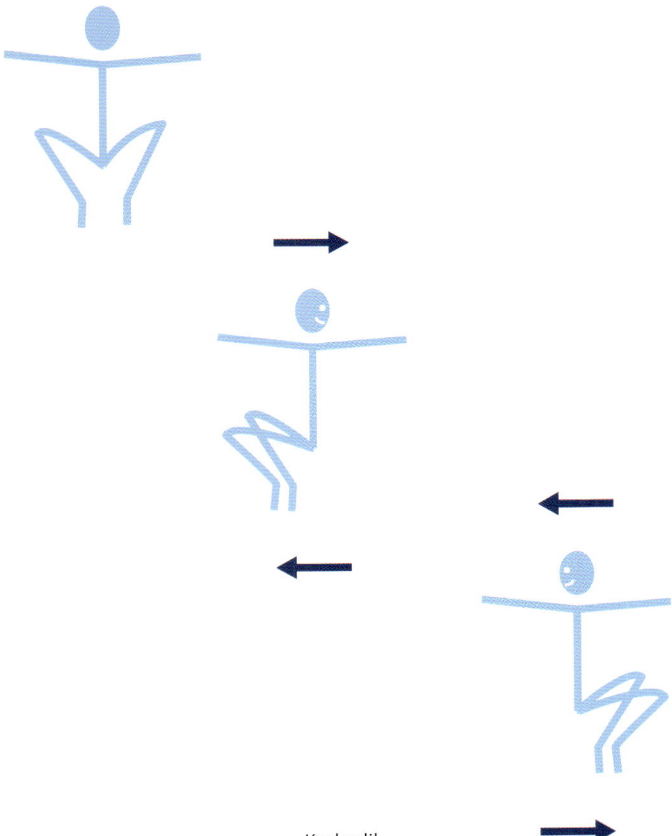

Krokodil

Auch eine harte Trainingseinheit sollte mit einer Dehnung Ihres Körpers beendet werden. Hierfür ist die Yoga-Übung „Krokodil“ perfekt geeignet. Legen Sie sich flach auf den Boden, und strecken Sie die Arme rechtwinklig ab. Dann drehen Sie den Kopf nach links und Ihre angewinkelten Beine nach rechts. Danach ändern Sie die Drehung (Kopf nach rechts und Beine nach links). Führen Sie diese Übung ganz langsam aus. Hier geht es um Dehnung, nicht um Kraft oder Schnelligkeit.

Als Eigengewichtübung (englisch: bodyweight exercise, abgekürzt: BWE) bezeichnet man eine sportliche Übung, die nur das eigene Körpergewicht als Widerstand nutzt. Eigengewichtübungen sind eine Form des Fitness- und Krafttrainings, die vollkommen auf Hilfsmittel wie Gewichte und Fitnessgeräte verzichtet. Mit ihnen lassen sich diverse Ziele verfolgen, wie die Steigerung der anaeroben und aeroben Ausdauer (z. B. mit Burpees) und Krafttraining (z. B. mit einbeinigen Kniebeugen = Pistols oder diversen Turnübungen).

Da man zur Durchführung nur den eigenen Körper braucht, kann man Eigengewichtübungen immerzu, überall und kostenlos durchführen. Dadurch eignen sie sich gut für diejenigen, die kein Fitnessstudio besuchen können oder wollen. Da die Übungen immer viele Muskelpartien beanspruchen und ganze Bewegungsabläufe beinhalten, werden nicht nur die einzelnen Muskeln gestärkt, sondern auch das Zusammenspiel und die Effizienz der einzelnen Körperregionen trainiert. Es kommt seltener zu muskulären Dysbalancen als bei herkömmlichem Krafttraining.

Eigengewichtübungen werden oft kritisiert, weil „nur" der eigene Körper als Widerstand dient, was angeblich zu einer Trainingsstagnation ab einem bestimmten Level führt. Befürworter von Eigengewichtübungen entgegnen dem, dass man die Schwierigkeit fast beliebig erhöhen kann, indem man eine Übung absichtlich erschwert.

Zum Beispiel kann man statt eines normalen Liegestützes einhändige Liegestütze oder Liegestütze mit erhöhtem Beinniveau durchführen, was den Widerstand deutlich erhöht. So kann die Trainingsintensität dynamisch reguliert werden, um nicht nur im Kraft-Ausdauer-Bereich, sondern auch im Maximalkraftbereich zu trainieren.[66]

Ihr 7-Wochen-Plan

Ich möchte Ihnen auf diesen letzten Seiten eine konkrete Möglichkeit aufzeigen, wie Sie Ihren Diabetes besiegen können und Ihre Lebensgewohnheiten ändern, dass Sie dauerhaft abnehmen können. Wenn Sie das schaffen, werden Sie sich wie ein neuer Mensch fühlen und niemals wieder zurück in alte Muster fallen wollen. Bitte besprechen Sie alle Änderungen in Ihrem Alltag zuvor mit Ihrem Arzt, wenn Sie irgendwelche Medikamente einnehmen. Diese Anleitung stellt nur eine von abertausenden Möglichkeiten dar. Sie wollen und werden Ihren eigenen Weg finden.

Woche 1: Erträumen Sie Ihr neues Leben

Schreiben Sie sich handschriftlich auf ein Stück Papier, was in Ihrem Leben nicht so läuft, wie Sie es sich vorstellen. Sie dürfen alles aufschreiben. Egal, ob es völlig wahnwitzige Einfälle sind („Ich möchte, dass die Sonne im Westen aufgeht") oder ob Ihnen völlig belanglose Sachen in den Kopf kommen („Ich möchte auf dem Sofa auf der Seite meines Partners sitzen") – alles ist erlaubt. Der tiefere Sinn dieser Liste ist es, die Dinge zu erkennen, die Sie belasten und die Sie selbst ändern können. Das könnte zum Beispiel sein, dass Sie sich zu dick fühlen oder unzufrieden auf der Arbeit sind oder keine Lust mehr haben, zigtausende Euro für ein neues Auto auszugeben.

Danach schreiben Sie auf ein anderes Stück Papier, wie Ihr Leben wäre, wenn Sie es sich erträumen könnten. Denken Sie spaßeshalber darüber nach, was wäre, wenn Sie den Körper eines Unterwäsche-Models und gleichzeitig im Internet 25 Milliarden Euro verdient hätten. Was wäre dann? Bedenken Sie, dass Sie immer noch Luft atmen müssten. Und essen und schlafen müssten Sie auch.

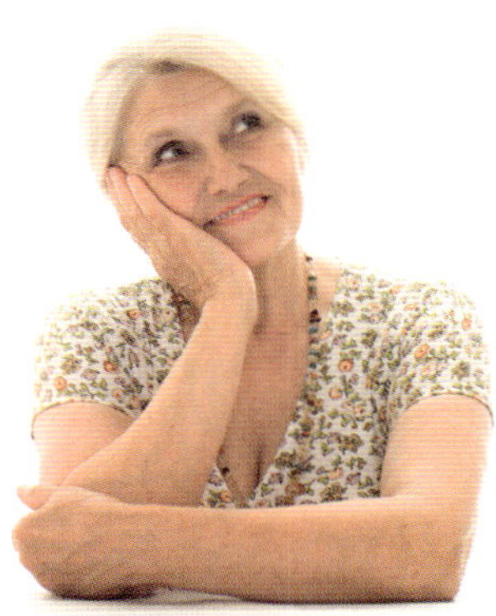

Woche 2: Planen Sie Ihr neues Leben

Jetzt werden Sie konkret. Bündeln Sie die Gedanken aus den beiden Papieren der Vorwoche, und schreiben Sie einen konkreten Plan, wo Sie in zwei Jahren stehen wollen. Seien Sie realistisch und nicht zu ehrgeizig. Finden Sie Ihren eigenen Weg.

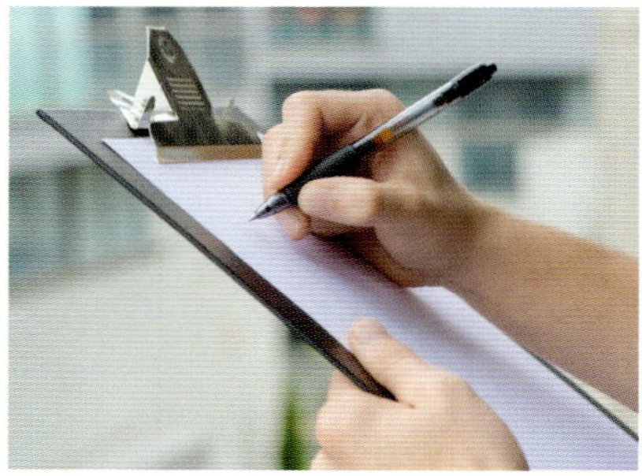

Wenn Sie bisher ein Mensch waren, der sich stets beweisen musste und deswegen über alle Maßen geprasst hat, ist es sehr unwahrscheinlich, dass Sie den Rest Ihres Lebens in Askese verbringen werden. In diesem Fall ist es Ihr Grundcharakter, maßlos zu sein. Machen Sie sich mit der Vorstellung vertraut, auch in Zukunft eher maßlos zu sein. Aber versuchen Sie, Ihre Maßlosigkeit in Bahnen zu lenken, die Ihrer Gesundheit nicht schaden. Vielleicht schlummert ein ehrgeiziger Sportler in Ihnen?

Das andere Extrem wäre der schüchterne, ängstliche Mensch. Sind Sie ein solches Exemplar, wird aus Ihnen kein Alpha-Tier, so sehr Sie sich auch bemühen. Doch den Frust in sich hineinstopfen und auf dem Sofa Schokolade naschen, ist ebenfalls keine gesundheitsförderliche Lösung. Hier könnte schon ein täglicher Spaziergang zu einer Verbesserung der Befindlichkeit führen. Fragen Sie sich also: Wo möchten Sie hin, und was müssten Sie dafür tun?

Gute Ansätze wären:

- Ich möchte eine Kleidergröße abnehmen!
- Ich möchte nächsten Sommer zu Fuß von Aschau auf die Kampenwand wandern!
- Ich möchte kein Bier mehr trinken, sondern nur noch trockenen Wein!
- Ich möchte keinen Zucker mehr essen!
- Ich möchte keine Chemie mehr essen!

Woche 3: Proben Sie den Einkauf

Gehen Sie in Ihren gewohnten Supermarkt und versuchen Sie, Nahrungsmittel zu finden, die nicht mit Chemie und Zucker hergestellt sind. Nehmen Sie die Lebensmittel aus dem Regal, und lesen Sie auf dem Etikett die Zutatenliste. Sie werden feststellen, dass es sehr schwer ist, fertige Lebensmittel ohne Chemie und Zucker zu kaufen. Ich gebe Ihnen zwei ganz konkrete Hinweise: Finden Sie Tomatenmark ohne Chemie und Schinken, der nur aus Schweinefleisch und Salz hergestellt wurde. Beide Produkte gibt es auch in ganz normalen Supermärkten – wenn Sie Glück haben.

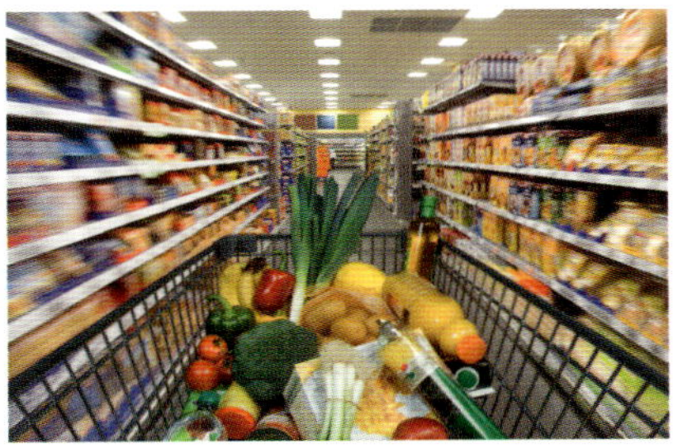

Besuchen Sie einmal einen Bio-Laden. Welche Nahrungsmittel gibt es dort, die neu für Sie sind? Wie unterscheiden sich Bio-Bananen von normalen Bananen? Was ist mit den anderen Obst- und Gemüsesorten? Welche Bio-Lebensmittel sind Mogelpackungen, was den Zuckergehalt angeht? Gibt es nicht doch Chemie im Bio-Laden (Hefeextrakt, Antioxidationsmittel)? Wenn Sie es ernst meinen mit Ihrer Nahrungsumstellung, werden Sie über kurz oder lang auf Bioprodukte wechseln, weil Sie Ihnen besser schmecken. Doch auch bei Bioprodukten müssen Sie als Diabetiker aufpassen, was Sie kaufen.

Wollen Sie sich die Macht der künstlichen Aromen vor Augen führen? Dann kaufen Sie sich im Bio-Laden Vanillesoße, die mit natürlicher Vanille hergestellt wurde. Im normalen Supermarkt kaufen Sie konventionell hergestellte Vanillesoße eines großen Herstellers. Beide Soßen stellen Sie zu Hause auf den Tisch und probieren erst von der Bio-Soße. Sofort im Anschluss testen Sie die Soße mit den künstlichen Aromen. Der Effekt wird Sie beeindrucken. Die Bio-Soße schmeckt fad und langweilig gegen die chemische Keule der konventionellen Vanillesoße. So werden Sie immer wieder „gedopt", mehr zu essen, als Sie eigentlich wollen. Verzichten Sie auf künstliche Aromen, und Sie werden abnehmen.

Woche 4: Stellen Sie Ihre Ernährung um

Wagen Sie den Schritt, und stellen Sie Ihre Ernährung um. Machen Sie sich klar, dass es in den ersten drei Wochen durchaus noch biochemische Vorgänge in Ihrem Körper gibt, die einem Entzug gleichkommen. Sie sind süchtig nach Chemie, Zucker und Fett. Machen Sie auf keinen Fall den größten möglichen Fehler, sich nicht satt zu essen. Ganz im Gegenteil: Versuchen Sie, sich stets vollzustopfen. Aber essen Sie nur Lebensmittel, die den Prinzipien in diesem Buch entsprechen. In Stichworten heißt das: keinen Zucker, keine Chemie, keine schlechten Kohlenhydrate, viel Obst und Gemüse, nur Vollkornprodukte, kein Bier, nur Wasser zum Durstlöschen.

Aber: Wenn Sie bisher regelmäßig abends vor dem Fernseher Bier und Chips verzehrt haben, ist es zu viel verlangt, einfach so damit aufzuhören. Trinken Sie stattdessen trockenen Wein oder Schnaps, und knabbern Sie Erdnüsse. Seien Sie genauso maßlos wie zuvor, aber seien Sie knallhart, und meiden Sie Chips und Bier.

Oder: Wenn Sie nachmittags stets süßen Kuchen gegessen haben, setzen Sie sich nun hin und essen Naturjoghurt mit frischen Früchten. Essen Sie so viel, bis Ihnen der Joghurt „aus den Ohren wieder herauskommt". Prassen Sie wie bisher, aber nehmen Sie gesundheitsförderliche Lebensmittel. Sie können schlechte Gewohnheiten nur langsam ablegen. Geben Sie Ihrem Körper Zeit, biochemische Vorgänge im Gehirn zu ändern. Eine Reduktion der Kalorienmengen nehmen Sie in der Zukunft in Angriff, wenn der neue Geschmack etabliert ist.

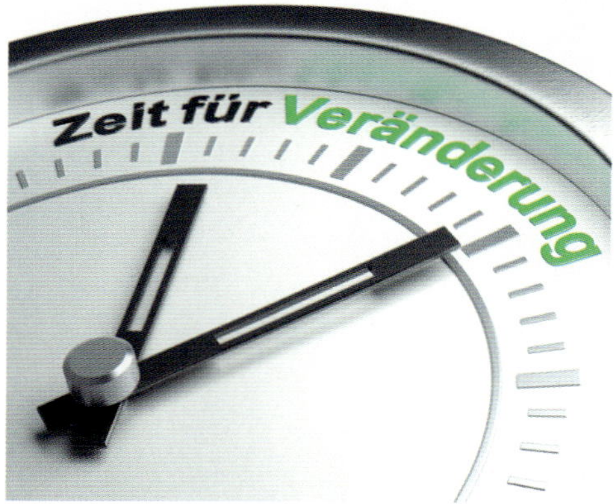

Woche 5: Lassen Sie sich nicht stressen

Schon jetzt sollten Sie bemerken, dass Sie mehr Zeit haben, da Ihr Körper nicht stundenlang mit der Verdauung von ungesunden Dingen beschäftigt ist, die Sie früher so gern gegessen haben. Gewöhnen Sie sich also an die Vorstellung, mehr Zeit zu haben, was Sie keinesfalls mit Langeweile gleichsetzen dürfen. Genießen Sie Ihren Müßiggang. Lernen Sie Yoga, gehen Sie spazieren. Stress ist ein auslösender oder verschlimmernder Faktor von Diabetes. Versuchen Sie daher, auf allen Gebieten Stress zu reduzieren. Stress kann durch große oder kleine Dinge entstehen.

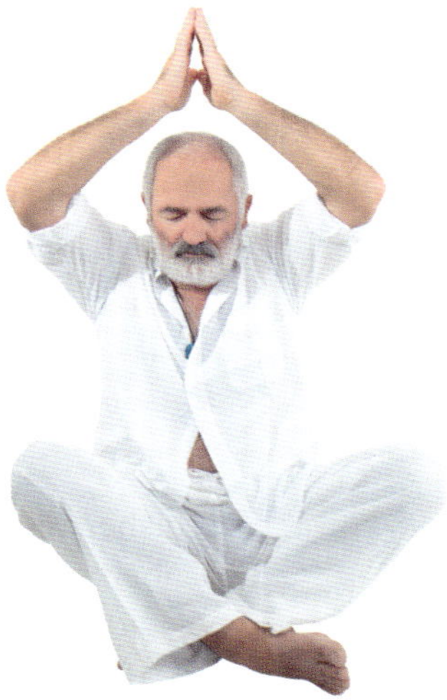

Stress ist eine sehr persönliche Empfindung, folgende Punkte können Ihnen hier helfen:

- Schalten Sie Ihr Handy aus und hören Sie jeden Tag um 15 Uhr Ihre Mailbox ab. Alle Anrufer werden um 15 Uhr zurückgerufen.
- Rufen Sie Ihre E-Mails einmal am Tag ab. Lassen Sie die Nachrichten keinesfalls direkt auf Ihrem Bildschirm aufpoppen.
- Lesen Sie keine Tageszeitung, und schauen Sie kein Fernsehen.
- Sprechen Sie in der Familie Kleinigkeiten an, die Sie schon lange stören. Wenn Sie einen netten Umgangston wählen, werden Sie sich wundern, dass Sie wirklich alles besprechen können. Das gilt für Piercings Ihrer Kinder wie auch für Sexualprobleme mit dem Partner.
- Brauchen Sie wirklich ein so dickes Auto und ein so großes Haus?
- Sind Ihre Hobbys ausgeufert?
- Love it or leave it – Liebe es oder verlasse es. Dieser Grundsatz des amerikanischen Personal Coaching gilt immer. In letzter Konsequenz können Sie alles ändern: Job, Familie, Lebensmittelpunkt, Aussehen, Mobilität, Finanzen. Sie müssen sich nur trauen, das Leben geht immer weiter.

Woche 6: Runter vom Sofa

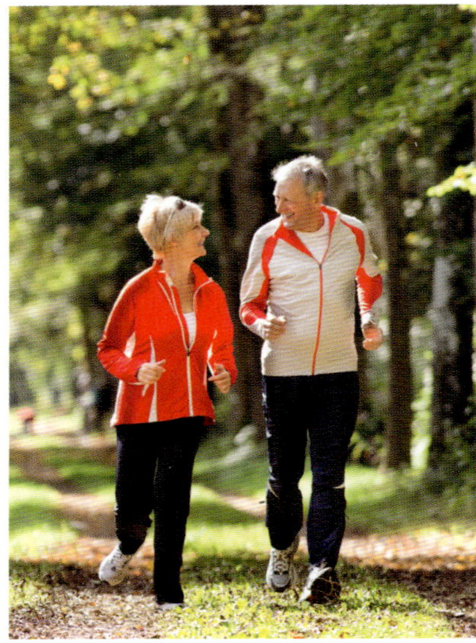

Wenn Sie sich nicht selbst auf den Weg der Ernährungsumstellung gemacht haben, erliegen Sie folgender falscher Annahme: Ich muss Sport treiben, um abzunehmen. Das Gegenteil ist der Fall: Wenn Sie abnehmen, wollen Sie Sport treiben. Mit einer ungesunden Ernährung haben Sie den angeborenen Bewegungsdrang des Menschen durch Unmengen von Kalorien „niedergeknüppelt".

Niemand hat Lust, joggen zu gehen, wenn er gerade einen Liter Cola, einen Gyrosteller vom Imbiss und eine Tüte Chips mit zwei Flaschen Bier vor dem Fernseher verschlungen hat. Wenn Sie nach den Prinzipien in diesem Buch leben, werden Sie von ganz allein Sport treiben wollen. In Ihrem Unterbewusstsein arbeiten stets die gleichen psychologischen Muster: Fünf Stunden mit Fastfood, Bier und Chips vor dem Fernseher wirken unbewusst wie eine fünfstündige Bergwanderung auf einen Gipfel. Beide Male vermerkt das Unterbewusstsein, eine große Aufgabe bewältigt zu haben, und ist glücklich. Doch vom Bergwandern bekommen Sie kein Übergewicht und keinen Diabetes.

Übertreiben Sie zu Beginn auf keinen Fall Ihre sportliche Aktivität. Es reicht völlig aus, fünf Minuten spazieren zu gehen und danach fünf Minuten Pause zu machen. Dieses Wechselspiel wiederholen Sie so lange Sie wollen. Weder Muskelkater noch Erschöpfungszustände sind das Ziel von gesundheitsförderlichem Training. Kaufen Sie sich einen Pulsmesser, und seien Sie erstaunt, wie wenig anstrengend ein gesundes Herz-Kreislauf-Training ist. Viel wichtiger als eine hohe Trainingsintensität ist Ihre andauernde Bewegung für den Rest Ihres Lebens. Es gilt die uralte Binsenweißheit: Wer rastet, der rostet.

Woche 7: Werden Sie ein neuer Mensch

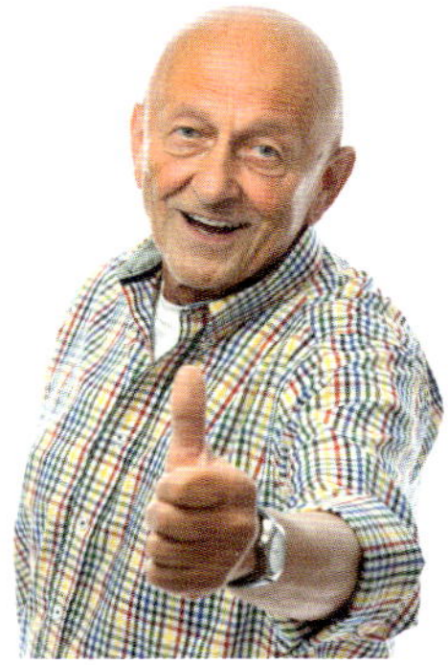

Jetzt ist es langsam an der Zeit, wirklich alle Tipps aus diesem Buch anzuwenden. Ihr Körper hat seine Sucht auf Zucker und Chemie abgelegt. Sie fühlen sich super. Sie sollten versuchen, weniger Alkohol zu trinken und die Mengen an Nahrungsmittel etwas zu reduzieren. Ihr Ziel sollte es sein, nach den Vorgaben des Ernährungs-Mobile zu leben (siehe Seite 79).

Bedenken Sie, dass Sie Ihr Leben lang Diabetiker bleiben, auch wenn Sie Ihren Diabetes durch eine Lebensumstellung in den Griff bekommen. Wenn Sie einen Kasten Limonade trinken, wird Ihr Diabetes sofort zurückkehren, daran gibt es keinen Zweifel.

Ich kann es Ihnen am besten anhand meiner persönlichen Lebensgeschichte schildern. Ich war seit meinem 20. Lebensjahr ein moppeliger lebensfroher Mensch, der immer Sport getrieben und nicht geraucht hat. Ich dachte, so würde ich immer gesund bleiben. Weiterhin dachte ich, ich sei glücklich. Dann bekam ich um mein 40. Lebensjahr Diabetes mit rekordverdächtig schlechten Werten. Mein Körper wollte nicht mehr so leben, wie ich es tat. Durch eine Ernährungsumstellung verlor ich über 20 Kilogramm Gewicht und besiegte meinen Diabetes. Was aber viel wichtiger ist: Mein Leben ist heute so viel besser als zuvor, dass ich eigentlich tief in meinem Herzen dankbar bin, Diabetes bekommen zu haben. Ich hätte es sonst niemals geschafft abzunehmen. Chemiefreies Essen schmeckt so viel besser, ich würde niemals wieder Geschmacksverstärker essen. Chemie im Essen beleidigt meine Geschmacksnerven.

Sehen Sie alles positiv. Ihr Diabetes kann Ihr Trainer sein, Ihr Coach. Mein Diabetes passt rund um die Uhr auf, dass ich fit bleibe, und nimmt noch nicht mal Geld dafür. Mein Leben als Übergewichtiger war wie Skifahren auf Kunstschnee bei bedecktem Himmel. Eigentlich ganz okay, aber auch nicht wirklich toll. Immerhin besser als im Nebel und bei Nieselregen auf die Piste zu müssen. Doch seit ich dünn bin, ist mein Leben wie Skifahren im Tiefschnee bei strahlendem Sonnenschein. Ein Traum.

EPILOG

Ich danke Ihnen, dass Sie mein Buch gekauft und gelesen haben. Wenn Sie alles verstanden haben, wissen Sie mehr über Diabetes als die meisten Menschen.

Wenn Diabetes nur heilbar wäre, indem Sie Ihr Leben lang auf Witze, Musik, das Anschauen der Fußball-WM und den Kauf von modischer Kleidung verzichten müssten, würde ich sagen: Vergessen Sie es, der Preis ist zu hoch. Das Leben ist kurz, das Leben muss Spaß machen. Doch das Wesentliche, was Sie zur Heilung Ihres Diabetes tun sollen, ist auf schlechte Kohlenhydrate und zugesetzte Chemikalien in Ihren Lebensmitteln zu verzichten. Ich sage es noch einmal ganz klar: Ich will, dass Sie sich satt essen. Sie sollen Fleisch essen. Sie sollen pappsatt sein nach jeder Mahlzeit. Und Sie dürfen Alkohol trinken und sollen das Leben feiern. Was, bitte, erwarten Sie mehr vom Leben? Ich möchte aber, dass Sie als Diabetiker auf Zucker, Chemikalien und leere Kohlenhydrate verzichten. Das sind Dinge, die Sie süchtig machen und nur denjenigen nutzen, die Ihnen diese Stoffe verkaufen.

Wenn Sie diese Kleinigkeit wirklich konsequent beibehalten, wird sich Ihr Leben automatisch ändern. Sie werden Gewicht verlieren, die Lust an der Bewegung kommt zurück, Ihr Stresslevel wird sinken. Wie bei der Bekämpfung jeder schlechten Angewohnheit liegt Ihre Leistung darin, den ersten Schritt zu tun.

An Universitäten kursiert die Redensart „Traue keiner Statistik, die du nicht selbst gefälscht hast". Da ist in der Tat viel Wahres dran. Zu jeder Untersuchung findet sich eine Gegenuntersuchung. Sie können mathematische Beziehungen zwischen Fußgrößen, Entfernungen zu Atomkraftwerken und Farben von Straßenschildern herstellen. Verlassen Sie sich nicht auf den neuesten Trend in der Medizin. Auch sie unterliegt Moden. Eine Studie, die heute als bahnbrechend gilt, ist in 15 Jahren schon wieder überholt. Bedenken Sie: Wir wissen zwar heutzutage so viel wie noch nie, aber längst nicht alles. In den letzten 40 Jahren musste die Medizin viele Male „sensationell" neue Sichtweisen verlassen. Manchmal wurden neue, viel versprechende Medikamente wieder vom

Markt genommen. Verlassen Sie sich also im Zweifel auf Ihr Bauchgefühl. Genauso wie Sie ganz zu Beginn dieses Buches die Frage bei „Wer wird Millionär?“ richtig beantwortet hätten. Schauen Sie sich alte Fotos von der Schulklasse Ihrer Großeltern an. Wie viele dicke Kinder sehen Sie? Richtig, kein einziges. Überlegen Sie mal, wie viele uralte dicke Menschen Sie kennen. Ich kenne keinen einzigen wirklich dicken Menschen, der sehr alt wurde. Sie sehen: Schon Ihr gesunder Menschenverstand sagt Ihnen die Wahrheit, warum heute so viele Menschen an Diabetes erkranken und wie das unsere Gesellschaft verändern wird.

Sie haben sich die Mühe gemacht, dieses Buch zu lesen. Sie ahnen also selbst, dass etwas nicht stimmt in Ihrem Leben. Sie haben Diabetes. Ob es nur eine falsche Ernährung ist oder ob Ihre Ernährung Folge von anderen Problemen ist, das können nur Sie selbst beurteilen. Ich kenne Menschen, die sich von Ihrem Partner getrennt haben, nachdem sie die Schokolade weggelassen haben. Jede schlechte Angewohnheit hat meistens einen tieferen psychologischen Kern. Sie können Ihren Diabetes mit Tabletten und Insulin im Griff haben oder ihn auf natürlichem Weg bekämpfen und besiegen. Sorgen Sie aber bitte auf jeden Fall dafür, dass Ihre Blutwerte in Ordnung sind.

Es ist allerdings völliger Unsinn, Süßigkeiten zu essen und deswegen ein schlechtes Gewissen mit sich herumzutragen. Stets Diäten zu halten und sich andauernd etwas zu verweigern, macht Sie unglücklich. Immer Kalorien zu zählen, treibt Sie in den Wahnsinn. Die Woche über anständig essen, um dann heimlich am Wochenende zu prassen? Sie werden ebenso ein schlechtes Gewissen haben. Das macht alles nur noch schlimmer. Das Leben ist nicht dazu da, dass Sie unglücklich sind. Das Leben ist dazu da, dass Sie Spaß haben. Wenn Sie konsequent nach den Tipps in diesem Buch leben, werden Sie genauso viel Spaß haben wie zuvor. Und Sie werden schlanker und fitter sein.

Ich wünsche Ihnen viel Spaß beim Aufbruch in Ihr neues schlankes Leben.

LITERATURVERWEISE

1 Renz-Polster, Krautzig, Braun: Basislehrbuch Innere Medizin
2 Löffler, Petrides, Heinrich: Biochemie & Pathobiochemie
3 http://novonordisk.de/documents/article_page/document/Pat_Diab_Glossar.asp
4 Haghi, Haase: Roter Faden Innere Medizin
5 Welsch: Lehrbuch Histologie
6 Renz-Polster, Krautzig, Braun: Basislehrbuch Innere Medizin
7 Pschyrembel: Klinisches Wörterbuch
8 Löffler, Petrides, Heinrich: Biochemie & Pathobiochemie
9 Renz-Polster, Krautzig, Braun: Basislehrbuch Innere Medizin
10 Renz-Polster, Krautzig, Braun: Basislehrbuch Innere Medizin
11 Haghi, Haase: Roter Faden Innere Medizin
12 Braun, Dormann: Klinikleitfaden Innere Medizin
13 Pschyrembel: Klinisches Wörterbuch
14 http://de.wikipedia.org/wiki/Antidiabetikum
15 DCCT – Diabetes Control and Complications Trial 1993
16 Aktories, Förstermann, Hofmann, Starke: Allgemeine und spezielle Pharmakologie und Toxikologie
17 Schmidt, Lang: Physiologie des Menschen
18 Renz-Polster, Krautzig, Braun: Basislehrbuch Innere Medizin
19 http://de.wikipedia.org/wiki/Glykämische_Last
20 www.bild.de/ratgeber/verbrauchertipps/ernaehrungsberatung/zucker-der-bittere-verfuehrer-teil-2 – 25 054 410.bild.html#
21 www.bild.de/ratgeber/verbrauchertipps/ernaehrungsberatung/zucker-der-bittere-verfuehrer-teil-2 – 25 054 410.bild.html#
22 WHO Technical Report Series, No. 916: Diet, nutrition and the prevention of chronic diseases
23 Faulstich: Mein Weg zum Wohlfühlgewicht
24 Avena, Rada, Hoebel: Sugar and Fat Bingeing Have Notable Differences in Addictive-like Behavior
25 http://www.suchtmittel.de/info/zuckersucht/
26 Selbstbedienungstheke Backwaren in einer Bochumer REWE Filiale 2013
27 Selbstbedienungstheke Backwaren in einer Bochumer REWE Filiale 2013
28 Renz-Polster, Krautzig, Braun: Basislehrbuch Innere Medizin
29 Schmidt, Lang: Physiologie des Menschen
30 Stellman, Garfinkel: Artificial sweetener use and one-year weight change among women
31 Zutatenliste Kaugummi „Zephir" der Firma Wrigley
32 http://www.vzhh.de/ernaehrung/106 942/lebensmittel-ohne-aromazusatz.aspx
33 http://www.lebensmittelklarheit.de/cps/rde/xchg/lebensmittelklarheit
34 Pollmer, Warmuth: Lexikon der populären Ernährungsirrtümer
35 http://www.zusatzstoffe-online.de/information/690.doku.html
36 http://www.zusatzstoffe-online.de/information/682.doku.html

37 http://www.paradisi.de/Health_und_Ernaehrung/Naturkost/Huelsenfruechte/Artikel/9588_Seite_2.php
38 Fleischverzehr in Deutschland laut Deutschem Fleischerverband
39 Universität Halle-Wittenberg, Ernährung 2012
40 Livestock's long shadow, FAO 2006
41 http://www.zentrum-der-gesundheit.de/transfettsaeuren.html
42 Klinke, Silbernagel: Lehrbuch der Physiologie
43 www.cgi.chemie.tu-darmstadt.de/akplenio/moproc/zink/alkoholdehydrogenase/ADH_vorbemerkung.htm
44 Schmidt, Lang: Physiologie des Menschen
45 Persönliche Anfrage via www.mcdonalds.de/kontakt
46 Deutsche Bahn: Zutaten und Allergene des aktuellen Speiseangebotes, Bordgastronomie im Oktober und November 2011
47 http://sge-ssn.feinheit.ch/media/medialibrary/pdf/100-ernaehrungsthemen/60-ernaehrungsformen_lebensstil/Merkblatt_Convenience_Food.pdf
48 www.uni-duesseldorf.de/Jahrbuch/2001/PDF/pageskirschbaum.pdf
49 www.sandhiyoga.com/feel_it.html
50 Stern Nr. 5 vom 24. 1. 2013
51 Renz-Polster, Krautzig, Braun: Basislehrbuch Innere Medizin
52 Kleinmann: Laufnebenwirkungen
53 www.process.vogel.de/index.cfm?pid=2995&title=Adenosindiphosphat
54 Schmidt, Lang: Physiologie des Menschen
55 Renz-Polster, Krautzig, Braun: Basislehrbuch Innere Medizin
56 www.sgsm.ch/ssms_publication/file/85/4 – 2001-4.pdf
57 www.igptr.ch/cms/uploads/PDF/PTR/ass_artikelserie/pp307_assessment_conconi.pdf
58 Tress, Kruse, Ott: Psychosomatische Grundversorgung
59 Rupprecht, Hampel: Psychiatrie und Psychotherapie
60 Barnow, Freyberger, Fischer, Linden: Von Angst bis Zwang
61 Rupprecht, Hampel: Psychiatrie und Psychotherapie
62 Adipositas Solingen: Interview mit Dipl.-Psych. Christoph Hack
63 Rupprecht, Hampel: Psychiatrie und Psychotherapie
64 www.bodytrainer.tv/de
65 www.pmvforschungsgruppe.de/pdf/03_publikationen/geriatrie1_tv.pdf
66 www.wikipedia.org/wiki/Eigengewichtübung